新装改訂版

小児科医からのアドバイス❸

自然流食育のすすめ

真弓定夫

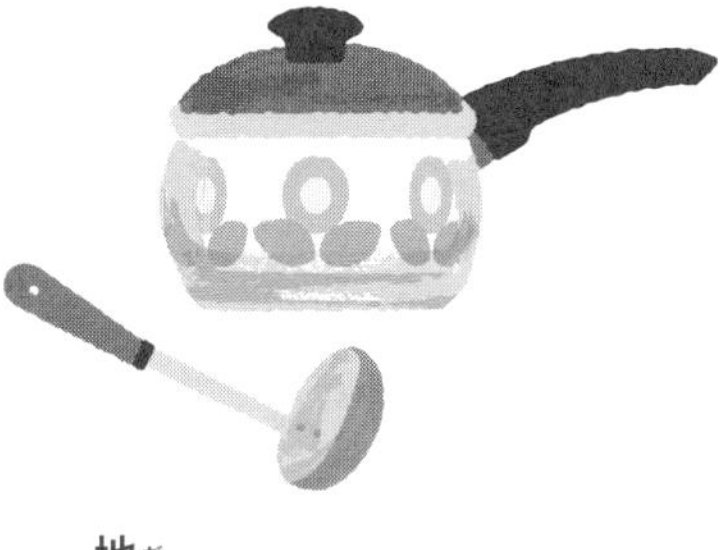

地湧《ちゆう》社

自然流食育のすすめ・目次

III　血の食育

本文イラスト　村田まり子

I　むしばまれる子どもの体

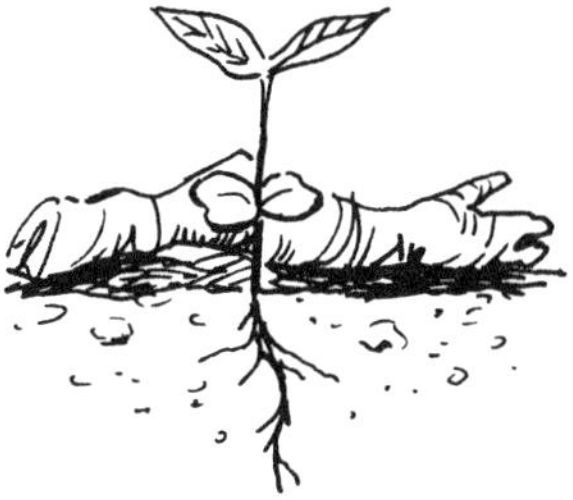

体格の変化と体質

体格が大きいのは良いことか？

最近は、年々子どもの体格が大きくなっています。そして、体が大きくなったことは、一般的に良いことだと受けとめられています。

しかし、子どもの成長が早くなり、大きな子どもが増えているということは、私から見ると決して良いこととは思えません。なぜならそれは、幼いうちから肥満や成人病の心配をする必要があるということだからです。

今日すでに現実の問題として、驚くような事態が次々に起こってきているわけですが、この問題を考えるときには、このような子どもの体格の変化ということと同時に、体質という視点が欠かせません。実は、体格の大型化という変化にともなって、体質という面で非常に多くの問題が起きているのが、現状なのです。

では、子どもの体質は、どんなふうに変わってきているのでしょう。

私が医者になったのは、今から四十一年前にあたる、昭和三十年（一九五五年）でした。この四十年間に、子どもの病気は形も質も、ずいぶん違うものになってきました。

思い出してみると、昭和三十年頃の乳幼児の死亡原因のトップは、圧倒的に下痢腸炎でした。その中には赤痢や疫痢も含まれます。疫痢になった子どもが、ぐったりしてたった一晩で亡くなることもありました。あるいは、肺炎などの感染症で亡くなる子どもも少なくありませんでした。現代でこそ、その濫用から、さまざまな問題が引き起こされて取りざたされている抗生物質ですが、こういった病気から多くの子どもたちを救ったのは、抗生物質という薬の功績だったと思います。

時代は変わって、現代の乳幼児の死亡原因のトップは事故死にとってかわりました。これはつまり、病気で死ぬことが少なくなったということだと思います。そして、ゼロ歳児および乳幼児の死亡が激減したことによって、統計的にみたヒトの平均寿命はずいぶん延びてきました。

ただ、このままの状態がいつまでも続くとは思えません。赤痢や疫痢、肺炎、結核といった細菌性の病気にかわって、新しいタイプの多くの病気が増えているからです。そのひとつが、皆さんもよくご存知の成人病です。

成人病にかかる子どもたち

私は昭和二十六年から三十年まで、大学で医学生として講義を受けたのですが、当時は「成人病」についての講義はありませんでした。成人病という言葉が使われだしたのは、昭和三十一年以降のことです。それまでは、成人病といわれるガンや脳血管障害、また心筋梗塞・狭心症のような心疾患などは、老人がかかる病気だと考えられていました。

そのような老人病であったものが、昭和三十年代以降、急速に五十代、六十代の人たちの間に広まり、成人病と言われて騒がれるようになったわけです。ところが、それからたかだか四十年足らずで、さらに低年齢化がすすんでいます。今では新聞や雑誌にも、ごく当たり前のように「小児成人病」、「子どもの成人病」という言葉を見かけるようになりましたが、これは考えてみれば、国語学的に矛盾した名称ではないでしょうか。

私の外来に通ってきている八歳の子どもは、六歳のとき、脳梗塞で倒れ、右半身麻痺になってしまいました。子どもなので割合に経過はよく、歩けるようにはなりましたし、鉛筆も持てるようになりましたが、まだ字が上手に書ける段階には至っていません。リハビリテーションの最中です。環境問題を「地球の秘密」というすばらしい漫画に描かれた坪田愛華さんは、そのレポートを出す前日になって激しい頭痛を訴えて、救急車で救急病院へ運ばれたのですが、一晩で亡くなってしまいました。小学校六年生で小脳出血でした。こういったことは、すでに十年以上も前に北里大学の高木俊政さんという解剖学の先生が、剖検例（亡くなった患者の解剖例）に基づいて、ゼロ歳児の二五例中の一四例、一歳児の一一例中一〇例に、もうすでに脳動脈血管障害の兆しが見られると報告しています。したがってそのような子どもたちが十歳前後で発病してもおかしくない、ということを言っておられますが、それが現実となってきています。

また、私の診療所の近くの産院で生まれた赤ちゃんが、生後二日目から血を吐き出しました。赤ちゃんというのは大人にくらべて血を固める働きが弱いために、新生児メレナという吐血、下血をともなう症状が見られるのは決して稀な例ではないのですが、そういうのとは明らかに違うということで、総合病院に移されました。検査の結果は胃潰瘍でした。この赤ちゃんはその後の経過がよくて、お誕生も過ぎて元気にしています。

その赤ちゃんのことを私の同級生の産婦人科医に話したところ、その友人にも同様の経験があって、生まれたときにすでに胃潰瘍で胃に穴があいてしまっていて、その赤ちゃんは亡くなってしまったということでした。このように私の身近なところでも子どもの成人病は明らかに増えています。

生後二日目、新生児期にもう胃潰瘍になるということは、明らかに胎児期に何か問題があったということになります。そこで考えられることは、妊娠期間中のお母さんのストレスや生活環境の問題です。

急激な体格の変化がもたらしたもの

では、この四十年間で子どもたちの体格はどのくらい大きくなったのでしょうか。厚生省が毎年行っている国民栄養調査の結果によると、今の十二歳の男子の場合、四十年前の子どもにくらべて、平均身長が一七・六センチも伸びています。体重は平均で一四・五キロ増えました。これは、「日本人の体格が良くなった」という一言ではすませることのできない、異常な現象、異常な変化というべきものです。

大きくなること自体が、悪いわけではありません。これほどの変化が、たかだか数十年くらいの、短期間に起きたということが問題なのです。これだけ急激に体位が大きくなれば、内臓の機能がそれにともなってゆけるはずがありません。内臓のバランスというのは、それぞれの生存環境のもとで長い年月を経て徐々に変化していくものであり、わずか数世代の間に一朝一夕にはなかなか変わるものではないからです。

日本人の体格が急激に大型化したことが、内臓にどれだけの負担を与えているか、それは心臓を例にとって考えてみると、一番わかりやすいと思います。

今の小学校六年生は、四十年前の六年生にくらべると、一回心臓が拍動するごとに、伸びた身長分である一七・六センチ分の血液を、余分に流していかなくてはなりません。体重との関係で言えば、心臓が一回拍動するごとに毛細血管を除いた主要血管だけでも約四〇〇メートル分、余分に血液をめぐらせる必要があります。体には、体重一キロに対して三〇メートル分の主要血管が備わっているからです。

こうして心臓にかかる負担が増えていることは、子どもの突然死やスポーツ中の急死、さらには成人の過労死が増加している理由の一つになっていると言えるでしょう。

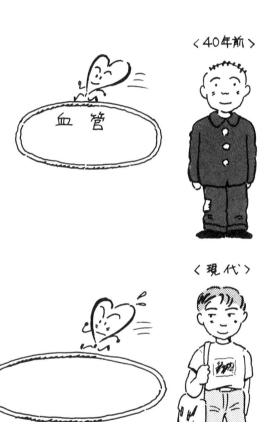

〈40年前〉

〈現代〉

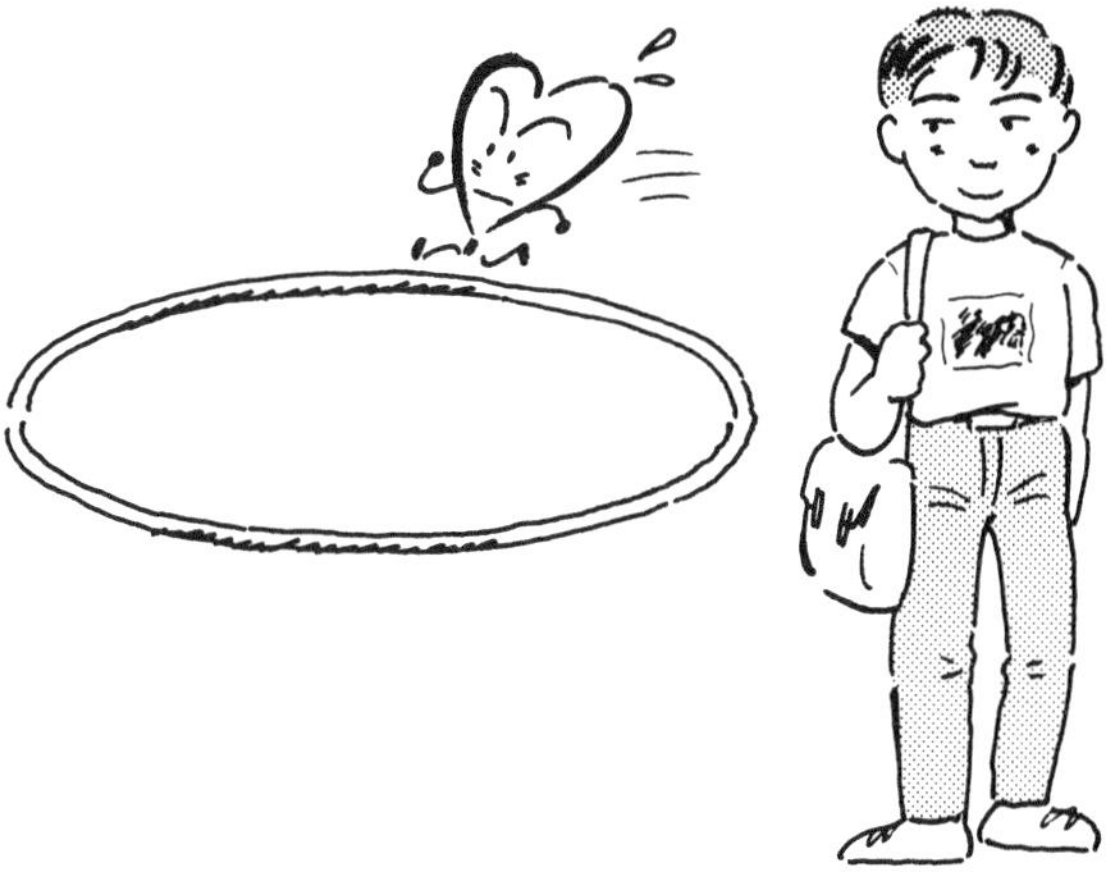

不自然な生活の結果

火の使用からアレルギーまで

さらに、これは直接的に死に結びつくことは少ないのですが、気管支喘息、アトピー性皮膚炎、アレルギー性鼻炎、滲出性中耳炎といった、いわゆるアレルギー性疾患も激増しています。

アレルギーという言葉の語源は「アロスエルゴン」で、奇妙な、風変わりな反応という意味からきています。アトピーの語源は「アトポス」。トポスとは場所、アは否定を意味する言葉ですから、場違いな病気という意味です。要するに、自然界にはもともとなかった病気だということです。

このような病気が、なぜ人間にだけあるのでしょう。それは人間が、三〇〇万年の歴史の中でほかの動物たちとは違う、自然に反するような行動をしつづけてきたからなのではないでしょうか。

私たちは、七〇万年前から火を使い始めました。今ではごく当たり前のように使っていますが、考えてみれば、火を使う動物は人間のほかにはいないのです。また、一万年前からは牧畜や農耕も始めています。私たちは、ほかの動物を飼って数を増やし、肉や卵を食べたり、乳を飲んだりしてきました。また植物を採取して、それを植えて増やしてきました。これも本来は不自然なことです。

たとえば、ライオンがシマ馬の大群に出合ったとしても、そのときに倒すのは一頭だけです。もう一頭捕獲しておいて、あとで空腹になったときに食べようという発想は、ライオンにはありません。彼らは、今の飢えを満たすだけの、必要最低限の獲物があればいいのです。

食べものにまつわる歴史を考えてみると、それはヒトに限らず、どんな動物にとっても飢えとの闘いの歴史でした。つまり、お腹いっぱいに食べられるようなことはめったになく、基本的に飢えているというのが、動物にとって本来の姿だったのです。

そして、そんな野性の動物と同じように、ヒトも本当は、うっすらと飢えているくらいの状態が一番いいのです。だから、昔から子どもの健康を保つためには、「三分の飢えと三分の寒さ」をと言われてきました。逆に言うと「飽衣、飽食、病のもと」です。今の子どもたちは飢えも知らず、寒さも知らずに育っていくわけですから、健康に育つことがむずかしいのは当然なのかもしれません。

こういう不自然な生活によって人間は非常な恩恵を受け、そのことで人口を増やし続けてきました。しかし、その反面で火を使いはじめる以前にはなかった病気をつくってきた、と言えるのではないでしょうか。

流早産の増加のうらに先天異常

最近、年とともに流早産が増加しており、しかもその中に占める異常児の数も増えつづけています。京都大学医学部先天異常標本解析センターによると、自然流産の中には四〇〜七〇パーセントの高率で何らかの異常を示す胎児がみつかっており、それも妊娠初期ほど高く、妊婦本人が妊娠も死亡も気づかない例が三分の一近くを占めるとしています。日本先天異常学会の中村孝さんも、死産児の三分の一が先天異常児であると報じています。

新潟大学医学部の渡辺厳一さんは、妊娠三カ月以前に人工中絶した胎児の染色体二五〇例中、八パーセントに異常が認められ、しかも、これまで見ることのなかったタイプの異常も見られるようになったと言っておられます。

その中でも、憂慮されるのは無脳症の占める割合が増えていることです。このことは、すでに三十年も前に、「薬を監視する国民の会」の高橋晧正さんが指摘され、無脳症と食品添加物の許可数との間に密接な関係があるとし、食品添加物の増加に歯止めをかけるよう警告しておられます。

これらの先天異常の原因はさまざまですが、大きな要因として、遺伝と化学物質（発ガン物質、催奇性物質など）の二つがあげられます。このうち、遺伝系に短期間のうちに大きな変化が生ずるというのは考えにくいことです。とすれば、今の先天異常の激増の誘因として、一九五〇年（昭和二十五年）以降の化学物質の氾濫がもっとも大きな関わりをもっていると言えるのではないでしょうか。

生物学的に見ると、これらの障害は、それぞれの生物がもっともよく使う器官に生じやすいものと考えられます。魚の場合は、泳ぐことが主体となるため、背曲がり魚など背骨やヒレに異常が生じます。サルは樹上生活を主にしていますから四肢を多用します。したがって四肢に異常のある奇形サルが生まれてきます。

デカルトは「我思う、ゆえに我あり」と言いました。ホモ・サピエンス（智慧あるヒト）である現代人は、「考えるヒト」なのです。したがって、ヒトの先天異常として、脳に障害が生じてくるのも故なしとしません。

今、工場で作られる化学物質は数万種を越えています。その中でも、最近問題になっているものに、輸入農産物の増加にともなう農薬の問題があります。日本から離れた土地の産物で、腐りやすい食べものほど、強力な農薬が大量に使用されます。その代表としてバナナをとりあげてみましょう。

一九九二年（平成四年）のバナナ輸入量は約七八万トンを占め、輸入果実のナンバーワンです。一人当たりの消費量は約三・七キロ、中サイズ二〇本に当たります。このうち七〇パーセント以上をフィリピン産が占めています。現地では、パラチオンの十倍も強いアルディカルブという殺虫剤が使用され、ヘリコプターで空中散布するため、農民や周囲の環境に大被害を与えています。日本向けのバナナは、未熟な緑色の状態で収穫され、殺虫剤のベノミルなどが噴霧されてから箱詰めになり、日本に到着すると青酸ガス薫蒸が行われた後、むろに入れて追熟してから市場に出回るようになります。とくに収穫後の輸送に

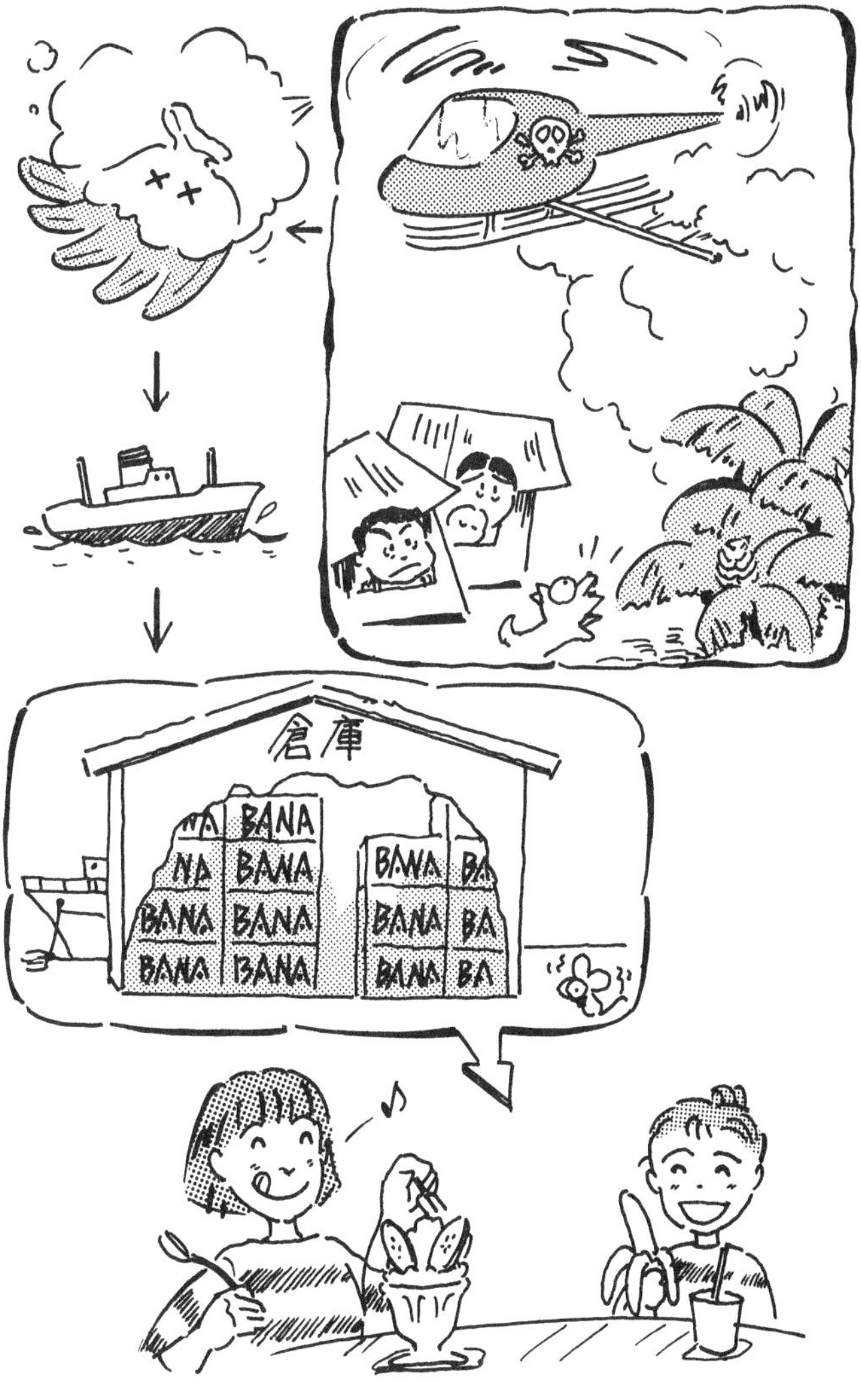
倉庫
BANA
BANA
BANA
BANA

関して使われるポストハーベストといわれる農薬が大変問題になっています。

東京都では、一九九〇年十月、バナナの残留農薬の検査を実施しました。それによると、果肉からは殺菌剤のベノミルとチオファネートメルが、果皮からはこのほかに殺虫剤のクロルピリホスが検出されています。これらには、発ガン性や催奇形性があることが指摘されているのです。

ところが、こうした危険な輸入食品を調べる検査官の数はきわめて少なく、全国でやっと八〇名にしかなりません。これでは膨大な輸入食品をすべて検査することはとても不可能で、ほとんどは書類審査ないしは素通りの状態になります。検査官が少ない理由は簡単です。バナナ・オレンジなど農薬漬けの輸入果実を検査するときには、防毒マスクを着けて作業に当たらなければならないからです。逆に言えば、こうした方々の献身的な努力によって、輸入食品の最低限のチェックが辛うじてなされているというのが実態なのです。

こうして、流早産が増加し、その中に占める奇形児の割合が増え続けているわけですが、こうした奇形児の誕生がみなさんの目に触れる機会はさほど増えてはいません。その理由の一つには一九五〇年代には一七・六パーセントにすぎなかった病院出産が、今日では九九・八パーセント以上に達しているということがあげられます。そのため、すべては病院内で処理されてしまうのです。

もう一つの理由は、胎内で化学物質の侵襲を受けた場合、ヒトはほかの動物に比べて胎児死亡の割合がきわめて高いということがあります。これは遺伝子の損傷を子孫に伝えないための自己防衛手段であり、流産型治癒とも呼ばれています。このヒトとしての自然淘汰率は七七パーセントに達しており、この淘汰率によって正常分娩の際の異常児出産に歯止めがかかり、したがって、先天異常の出産率にはそれほど大きな変化は認められていないのです。

もしも、これに歯止めがかからなくなり、正常出産児中に占める異常児の割合が増加するような事態になれば、日本人ばかりでなく、人類存亡の危機を迎えることになるのです。

出産環境の変化がひき起こす問題

このように、母子の体質面で多くの問題が起きているのは、食生活の変化や環境悪化、食品汚染が進んでいることと並んで、かつて主流だった自宅出産が、病院による管理出産に切り替えられていったことによる影響も少なくなかったと、私は考えています。

産後、母子が別室にされることによって母乳が出にくくなるということもありますし、また粉ミルクや紙オムツが病産院で使われていることから、それが一般の家庭にもどんどん普及していくことになりました。

また、たった四十～五十年前まで、自宅出産が主流を占めていた頃は、木造建築の家にはすきま風が入ってきていました。冬は冬らしく、夏は夏らしい環境で育っていれば、赤ちゃんの皮膚の働きや体温調節機能、ホルモン分泌機能が健全に育っていくのです。ところが今、子どもの体温が非常な勢いで低下しています。体温調節機能がうまく働いていないのです。

一方、感染症のような病気の場合、これらの病気を治すための一番いい方法は、体自体が発熱して熱に弱い細菌やウイルスと闘うことですが、今や発熱できない子どもが増えています。こういう子どもは、病気に対する抵抗力、免疫力や自然治癒力が低いわけです。このようなもともと備わっている機能がうまく働かないということは、体の面だけでなく、大脳などの機能にも関係しますから、大脳の活動水準も低いのではないかということが推測できます。したがって、無気力、無感動、無関心、あるいは自閉的な傾向が生じてくる場合もあるでしょう。

食べものによる心のかたより

気管支喘息患児のT・S君（七歳）は、大学病院などいくつかの病院を転々とした挙げ句、私の診療所を訪れました。

お母さんへの問診の過程で、T君の毎日の食事が、パン・ハンバーグ・ハム・サラダ・牛乳・バナナなどで、おやつもポテトチップス・ケーキ・アイスクリーム・ジュースなど、欧米食に偏していることが明白になりました。そこで、ご飯を中心にすえて野菜・海草・小魚類を食卓に乗せるように、またおやつも、おにぎり・焼きいも・切り昆布などに切り替えるようお母さんにすすめ、二週間の間隔で経過を見ることにしました。

そして、二カ月ほどたったときのことです。こちらから聞き出したわけではないのですが、お母さんの方から「Tはこの頃、私の言うことをよく聞くようになってくれました。友だちとも協調性をもってよく遊べるようになりました」と言われたのです。とくにお母さんが喜ばれたのは、それまで父親に対して反抗的で、ほとんど口もきかず、母親の悩みの種だった父親との親子関係が次第次第にほぐれて円滑になってきたことだったのです。

T君の精神面はその後もどんどん円満になり、それにともなって、家庭が楽しさと明るさで満たされるようになりました。その後、しばらくたってから、T君の気管支喘息も完治いたしました。

つまり、食事を変えること、具体的には、動物性食品を控えること、加工食品・輸入食品などを減らすこと、さらに日本の伝統的な穀物食をとりいれることによって、まず子どもの精神面が改善され、その後に身体面がよくなってくるのです。

気管支喘息に限らず、アトピー性皮膚炎・軽度の自閉症・不登校（園）症・夜尿症の子どもたちなど、同じような経過をたどって軽快していくこうした事例は、私の診療所では枚挙にいとまがありません。

食べものと心、言い替えれば、クスリと心がいかに密接な関係を持っているかをしっかり認識していただくことで、教育や家庭の躾《しつけ》だけでは処理しきれない子どもの心のかたよりに対応することができ、しかもよい結果が期待できることを知っていただきたいと思います。

日本の食文化と子どもの食育

占領政策のつけが今に

一九四五年に、日本は戦争に負けました。その後の七年間の占領期間に、伝統的に非常に優れたものであった日本の食事や、出産形態などが、GHQ（連合国占領軍総司令部）の謀略によって急速に切り替えられていったように私には思えてなりません。

終戦を迎えたとき、私は中学生で、周囲には栄養失調の子どもがあふれていました。何しろ、当時は戦争こそ終わったものの、食べるものはない、着るものはない、住む家もないという時代でした。

確かにあの頃、多くの日本人には摂取すべき基本的なカロリーが不足していました。いわば、非常事態だったわけです。一方アメリカの方は、本国で余剰農産物になっていた小麦やミルクの輸出先を求めていました。そのような状況の下で、その影響が今日にまで尾を引いている、あの〝パンと脱脂粉乳〟という学校給食スタイルが導入されるわけです。それはアメリカの余剰農産物を受け入れざるを得なかった、当時の時代背景からスタートしたものだったということができるわけですが、政治的な道具の一つとして、学校給食が利用された、ということもできるでしょう。いずれにしても、当時さかんに学者をはじめとする識者たちによって宣伝されていたような「米に比べ、パンの方が健康と美容のために優れているから」では決してなかったのです。

毎日だされる給食で子どもたちに異国の味覚を育てることによって、ますます日本にはパンや牛乳、乳製品、肉類という、欧米的な食文化が普及してきました。そして、その結果として、日本人の体格と体質はどんどん変わっていったのです。

それでなくても、生活環境の悪化や農薬、添加物の濫用といった食品汚染が進み、内臓への負担は増大しています。そこへさらに、かつて日本人が食べてこなかったような高タンパク、高脂質の食品をどんどんとるようになったわけですから、体格を向上させてきた食事が、体質の面で問題を生ずることになってしまったのは、当然だと言えるかもしれません。

今必要なのは食育

終戦後、アメリカ主導の下におし進められてきた政策の歪みが、あちこちにいろいろな形で現実化しつつあるように思われます。そのひとつに、知育偏重の誤った早期教育があります。それが、限りない可能性を秘めた子どもの伸びゆく芽を摘んでしまった例は、枚挙にいとまがありません。

子どもの教育でもっとも大切なのは、知の教育ではなく、健康をつくる食事の教育、つまり食育なのです。その食育は赤ちゃんが胎内にいるとき、すなわち受胎したときから始まるのです。受胎した卵子は、出生するまでにお母さんのお腹の中で三十億倍にもなります。一方、出生してからは、一生を通じて二十〜三十倍になるにすぎません。こうしてみれば、妊婦さんの食事がいかに大切かは十分におわかりいただけるはずです。

出生して、断乳し、ひとり歩きできるようになってからは、群をなしての外遊びによって全身の筋肉をまんべんなく鍛えることが必要になります。ひろい意味での体育といってよろしいでしょう。

三歳前後になったら、家庭内での躾《しつけ》も含めて社会的な訓練も積んでいくことが必要になってきます。日本古来の伝統に基づいて、徳育を施すことが望まれます。

そうして小学校に入る頃になり、心身ともに知育を受けるにふさわしい基礎的な条件を整えてから、はじめて知育を受けるようにすればよいのです。これを誤ると、「十で神童、十五で天才、二十歳すぎればただの人」ということで、大きな悔いを残すことになります。

そのあたりを、明治時代の料理研究家の村井弦斉さんは「子どもの教育には、知育よりも、徳育よりも、体育よりも、食育が先」とうまく言い当てています。

今、成人病を予防するために、そして子どもたちの体質をおぎない、整えていくためには、子どもたちに何をどう食べさせればよいのか、そのことについて次の章から考えていきたいと思います。

II 食の原点

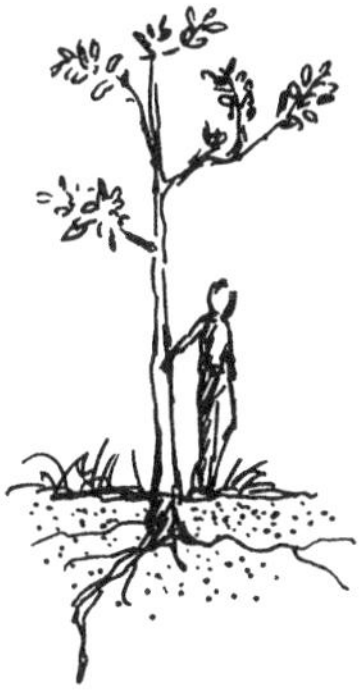

ヒトは何を食べてきたか

まちがった栄養指導がもたらした成人病

先に述べたように、成人病にはまだ四十年足らずの歴史しかありません。それが瞬く間に低年齢化し、小児成人病などという国語学的にも矛盾した名称を使用せざるを得ない憂うべき現状になってしまったのです。

その誘因はさまざまでしょう。とくに私は、一九五五年（昭和三十年）以降、子どもたちをめぐる生活環境が、衣食住全般にわたって、日本の気候風土に馴染まないものに変えられてしまったことが挙げられると思います。そのうちここでは、食の変化に焦点を絞って考えてみましょう。

食生活が変化した背景には、当時のＧＨＱや大企業の主導によるわが国の厚生行政に、大いなる誤りがあったことは否定できません。その最大の問題点は、それまでの身土不二を礎とするわが国の優れた食文化を見捨てて、栄養学的には全く根拠のない、経済性のみを優先させた欧米型の代用食文化を導入したことです。そしてそれを保健所や病院で栄養指導と称して国民に押しつけ、さらには学校給食にまで普及させて誤用してしまったのです。

その栄養指針は図1のような四つの食品グループで構成されています。

図1

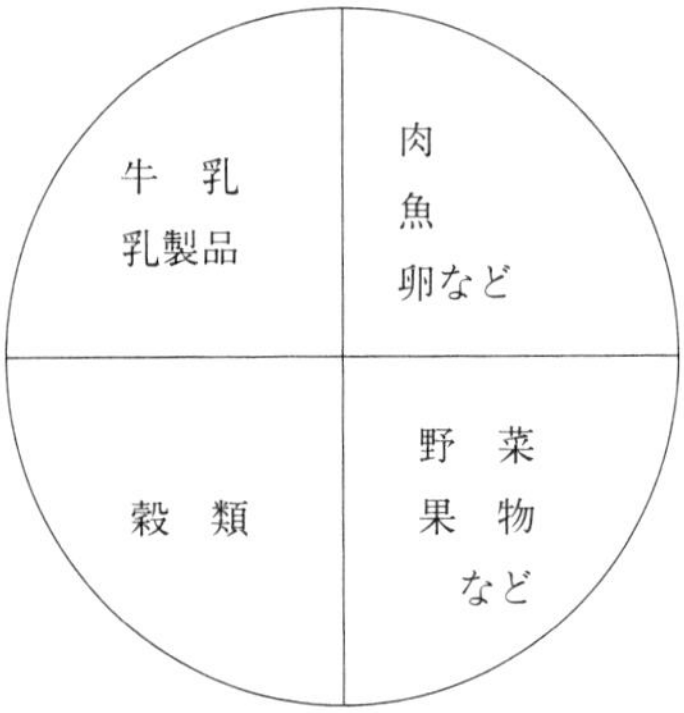

一方、本家のアメリカでは、このような現代栄養学を推しすすめることにより、成人病

の増加を招き、国民の健康が損なわれてしまったことへの反省から、さまざまな栄養指針の改訂がなされています。そして現在では、一九九二年に米国農務省が示した図2のようなフードガイド・ピラミッドによってアメリカ国民の栄養指導が行われています。

図2

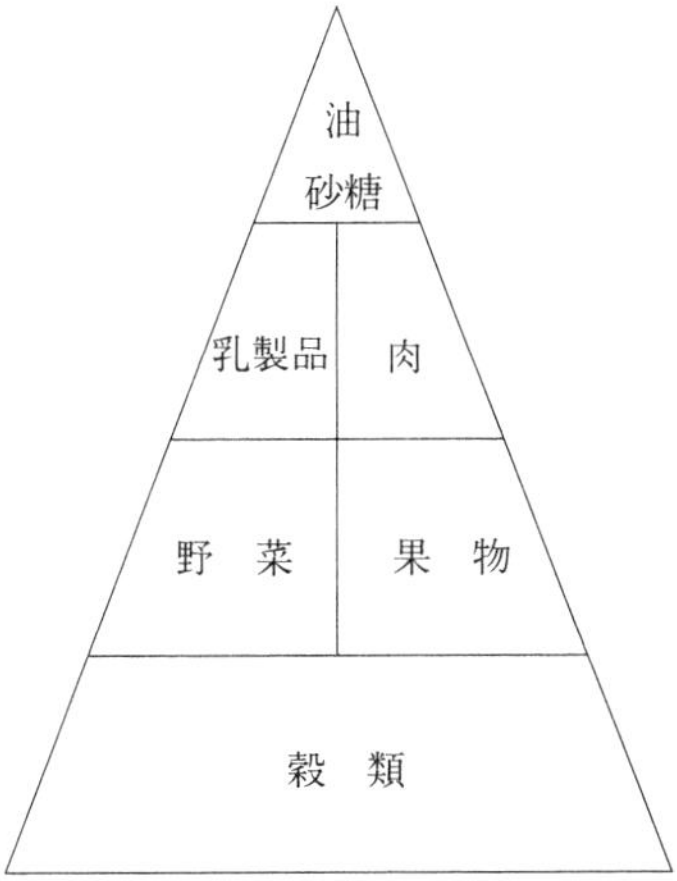

日本の現状と比べてみれば、アメリカ政府の方が、よほど国民の健康を真剣に考えていることがわかります。

しかし、米国内にはそれでもまだまだ手ぬるいとしているグループがあります。「責任ある医療のための医師会」という三〇〇〇人の医師ら医療関係者が集まってつくっている組織です。彼らは、成人病激増の現状を回避するためには、図3のような食品構成が望ましいとしています。

図3

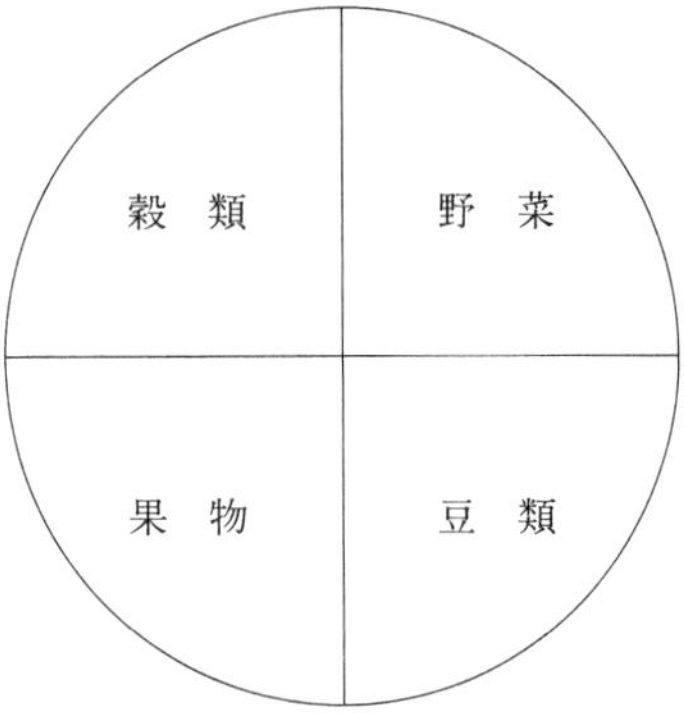

この表では一見しておわかりのように、すべての動物性食品が排除されています。

この食品構成表を見て、違和感を覚える方も多いかと思います。しかし、人類の食の歴史を真剣に振り返って考えるとき、これはあながち根拠のないことではありません。

哺乳動物としてのヒトの食べもの

ヒトは、まず哺乳動物であるという大前提を忘れてはいけません。そして哺乳動物はそれぞれに定められた食性を持っているのです。ヒトは哺乳動物中では、霊長類に属していますが、一口に霊長類といっても、その進化の過程によって、それぞれに食性が変わってきます。

もっとも原始的な原猿類は、植物性と動物性の食べものをほぼ等量にとっています。サルになると植物性の食べものの比率がずっと増してきます。類人猿では、チンパンジーは少量の動物性の食べものをとっていますが、ゴリラ・オランウータン・手長猿などは植物性の食べもの以外はほとんど口にしていません。ヒトも、三〇〇万年前、森の中に発生した頃には植物性のものしか口にしていなかったものと考えられています。

やがて、森の中で人口が増えたヒトは、やむを得ず草原におり立ちます。草原では植物性の食べものばかりを選り好みすることができず、雑食をするようになります。そのような食の歴史、それに基づく食べものの割合が、現在の歯の構成に表されていると考えられるのです。

ヒトの歯は上あご・下あご合わせて全部で三十二本あります。そのうち二十本は穀類を食べるための臼歯、八本が野菜・果物・海草類をとるための切歯、そして残りの四本が動物性食品をとるための犬歯となっています。つまり、ヒトはその食の歴史の中で、植物性の食べものを七、動物性の食べものを一という割合の食生活をしていたわけで、その割合をきちんと守っていれば成人病などにはならずにすんだはずなのです。

しかし、子どもは大人に比べて動物性のものを多少多くとってもいいということがあります。なぜなら、入学前の子どもの歯は大臼歯がないので全部で二十本です。つまり、乳幼児期の子どもは、比率的に言えば動物性食品を五分の一までとってもいいということです。年齢が進んで永久歯がはえそろったら、動物性食品は八分の一に減らさなくてはいけません。

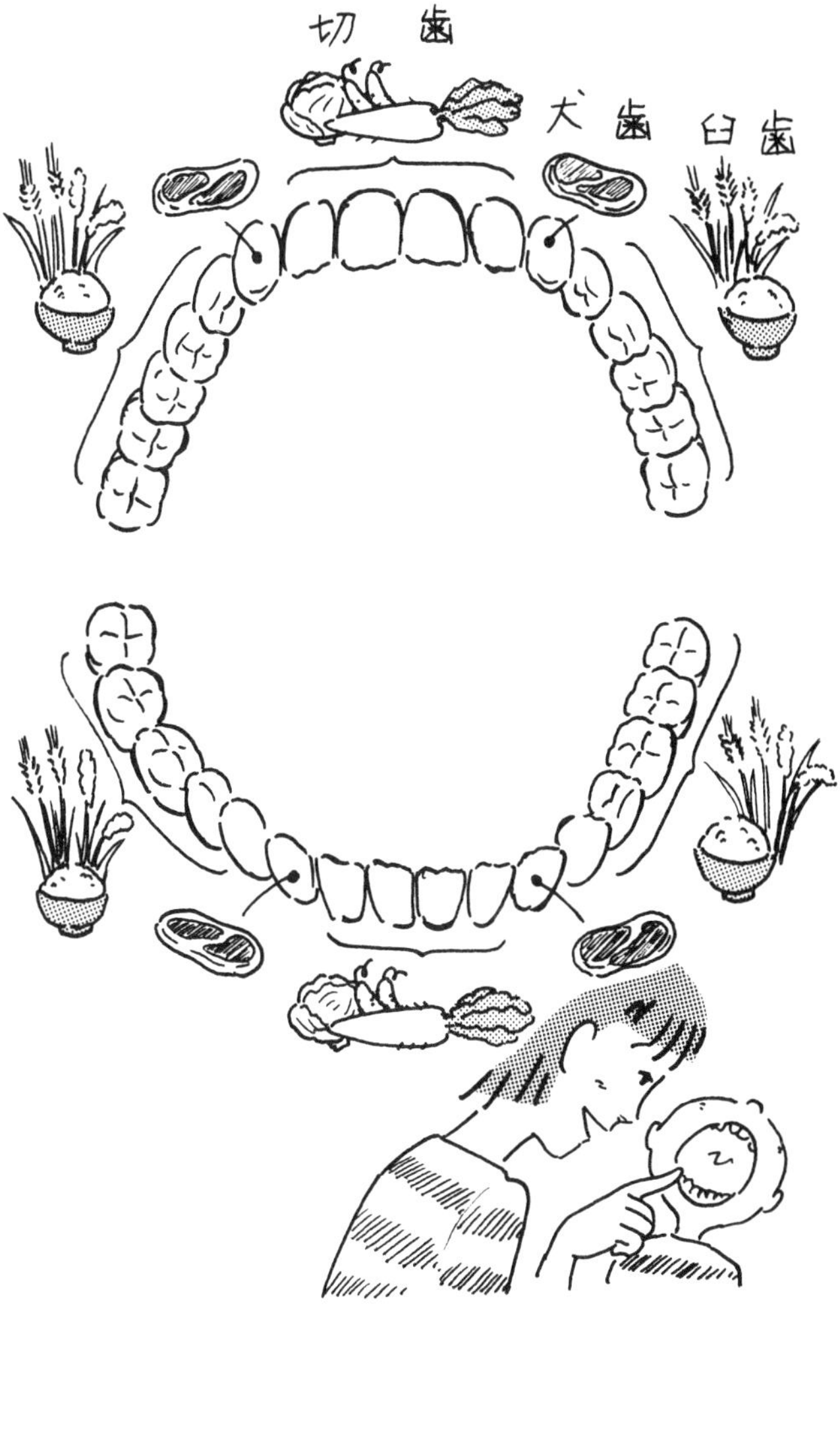

切歯
犬歯
臼歯

日本人は何を食べてきたか

身土不二の知恵

一九五五年（昭和三十年）以前の日本人の食生活は、そうした意味でまさにヒト本来の好ましいものでした。ところが残念なことに、いい食事を伝統的に保ちつづけてきた肝心の日本人が、その食べものの適切な比率を忘れ去り、動物性食品の摂取量を急激に増やしてしまいました。

そもそもヒトをはじめとする霊長類は、すべて温帯から亜熱帯にかけて発生し、その地域の食べものを食べつづけてきました。ヒト以外の霊長類は今もその食性を崩していません。しかし、ヒトは火を使いだし、住居に入り、さらに牧畜、農耕を行うことによって人口が不自然に増加してきました。そこで本来の生息地から生活圏を南北にも広げて移動せざるを得なくなるという、食生活の面からみれば気の毒な民族が出現してきたのです。

北に移動したのがヨーロッパや北アメリカの人々です。そこは、気温が低く、水も少なく、海にも恵まれないため、野菜・海草・小魚類を十分にとることができません。そこで彼らがやむを得ずとりだしたのが獣肉類であり、乳類だったというわけです。とくに獣肉類の摂取は皮下脂肪がつくために、寒さから身を守るには好ましかったのです。

反対に、南に移動した人々にとっては、日差しが強いために徒長してしまう葉菜類よりも、固まりになるもの、果物・木の実などを多くとるようになります。これらは身体を冷やすものですから、暑さを凌ぐのにも好都合なのです。

ヒト本来の生息地に近い環境で生活できる恵まれた私たち日本人が、やむを得ずに食生活を変えた彼らの真似をして、肉類・乳類や熱帯産の果物類などを食べる必然性は全くないのです。

日本の場合、なお悪いことに経済優先というかけ声にのって産業重視に走ったために、農産物の自給率がどんどん下がって、ついには食料の輸入大国に成り下がってしまいました。大都市の近郊では開発の名のもとに農地はどんどん減る一方です。住んでいるところの四季折々の気候風土に育まれた食べものが一番体にいいという、身土不二という教えは日本古来のものですが、三里四方、四里四方の食べものを食べましょうなどと言っていたのでは、東京都民や大阪府民は餓死してしまいます。

そのようなところでは、現状に応じた身土不二の考え方をする必要があると思います。

私の場合で言えば、東京都に住んでいますから、原則的にはまず東京都で採れるものを口にします。しかし、東京都民みんなが都内で採れるものだけで生きていけるわけではありませんから、現状に合わせて少しずつ輪を広げていきます。東京の次は千葉、埼玉、神奈川で採れるもの、それでも無理だったら、静岡、長野、山梨、あるいは茨城で採れるものというように幅を広げてゆきます。決して一足飛びに北海道や九州で採れたもの、まして海を渡ってくるような輸入食品を口にすべきではありません。

遠くでとれたものを食べるという場合にもう一つ考えておかなければならない大事なことは、先のバナナの例でも述べたように、自分の土地から離れた土地の食べものであればあるほど、流通機構の過程で、クスリをより多く使わなければいけないということです。

クスリの影響をどういう人が受けやすいかといえば、大人より小中学生、小中学生よりは幼児、幼児よりは乳児、乳児よりは胎児です。大人の場合は、日本国民全体が国産のものばかりを食べるのは不可能ですから、ある程度幅を緩めたとしても、妊婦さんや授乳中のお母さんは、なるべく地場の食べものをとる習慣を持つことが大事だと思います。

また、子どもにとっての「身土不二」には、少し違った意味合いもあります。子どもは、体力的にも自分で広範囲なものを集められません。当然ながら、しっかり一人歩きができるまでは、子どもの食べものは親が集めなければなりません。まず第一に、子どもが歩きはじめるまでは、母乳を飲ませなくてはいけないということになります。

他の哺乳動物はみな、子どもが自立して、巣立つまでは必ず母乳を与えています。今、人間の子どもだけがそれをやってもらっていません。つまり、断乳の時期がどんどん早められてしまっています。それも意図的に早められています。保健所でも「いつまでも母乳を飲ませていてはいけない」と指導するのが一般的です。ではなぜ断乳を早めるのでしょうか。

それは断乳を早くすれば、離乳食へのつなぎを目的として作られたフォローアップミルクの売上げが伸びるという関係があるからです。そのような乳業の都合に、多くの保健所は加担しているといってよいでしょう。保健所のスポンサーはあくまでも乳業だということを忘れてはいけません。

そして歩けるようになってからでも、幼い子どもが自分で集められるものは限られています。動物なら本当に小さなものしか捕まえられないでしょうし、魚も小魚しか集められません。木にも登れませんから、果物や木の実は完熟して下に落ちなければ食べることはできません。こう考えると幼児に未熟の果物を与えてはいけないということがよくわかります。

旬のもの、ばっかり食のすすめ

ところで厚生省は、日本人の食事のとり方に関して、主食とともに一日三〇品目以上の副菜をとるようにすすめています。私は、この勧告にはおおいに問題があると受けとめています。

料亭ならいざ知らず、普通の家庭で毎日これだけの副菜を揃えることがはたして可能でしょうか。それだけの食材を、地場に近い旬のものだけで整えるのは無理だと思います。それだけの品数を集めようとすれば、結局のところ工場で作られた加工食品や、風土に馴染まない輸入食品にもかなり頼らざるを得ません。それが、小児成人病やアレルギー性疾患を生み出すもとにもなります。

古来、四季の変化に恵まれたわが国では、それぞれの季節に応じた旬の食べものをとることで、食卓を豊かにするとともに、健康の保持にも役立ててきました。ミネラル補給という点からみても、野菜や海草は重要な食べものですが、その野菜に含まれているミネラルについて、旬の野菜と、ハウスものを比較してみると際だった差が認められるのです。

一例として、鉄分を取り上げてみましょう。永年にわたり土壌のことを熱心に研究しておられる熊本・農業科学研究所の中嶋常允さんが、旬の野菜とそうでないもののミネラル含有量を、ご自身で分析された研究があります。それによると、鉄分について、それぞれ一〇〇グラム中の値は次の表の通りです。

＜表1＞

旬のトマト	一二七五mg
ハウスのトマト	二〇mg
旬のほうれん草	一五八四mg
ハウスのほうれん草	一八mg

旬のレタス ―――――― 五一六mg
ハウスのレタス ………… 九mg
旬のキャベツ ―――― 九四mg
ハウスのキャベツ ……… 二〇mg

他のミネラルやビタミン類についても同様のことが言えます。旬の食材を口にすることの大切さがおわかりいただけたでしょうか。

食事をとる際に、栄養素のバランスをいつも念頭におかねばならないのは言うまでもありません。ところが今は、そのバランスが根本的にはき違えられています。食のバランスは、毎日毎日のものよりも、年間を通じてのバランスの方がはるかに重要なのです。

春と秋、冬と夏では、当然のことながら所要熱量や栄養素の所要量など、すべてにわたって異ならなければなりません。それを、一日三〇品目などという誤った指針を鵜のみにして全体としてのバランスを欠いた献立を立てていては、年間を通じてみれば必ずアンバランスになってしまいます。しかも三〇品目も盛り込んだ献立では、間違いなく三大栄養素、とくに脂質のとりすぎになってしまいます。そこから、肥満↓成人病↓短命化という結果が生み出されてしまうのです。

私は、一日の副菜数は、厚生省の提言の半分でもよいと考えています。極端に言えば、その季節に応じた〝ばっかり食〟の方が、一日三〇品目の副菜を揃えるよりも、食事としては、はるかに優れていると信じています。

一日三〇品目を揃えるのは容易ではありません。したがって、いきおいその献立は固定化されてしまい、年間を通じて食べものの幅は広がりません。一方、旬の食べものを食べる習慣づけができていれば、四季の変化とともに食べるものの種類が増えていきますから、一年を振り返ったとき、食材の幅がずっと広くなるのです。

こうした点を、明治時代の軍医で食研究家でもあった石塚左玄さんは、簡潔な表現で的確に言い表しています。

「春苦味、夏は酢のもの、秋辛味、冬は油と心して食え」

春になって、山の雪が融け、川の水がぬるんできたら、ふきのとう・菜ばな・わらびなどのほろ苦いものを食べるようにします。甘味・酸味・辛味・苦味・うま味の五味の中で、苦味は身体に取り入れてはいけないものを察知するもっとも重要な味覚です。寒い冬の間に油ものをとることにより鈍化した味覚を取り戻すうえで、ほろ苦い食べものは最高

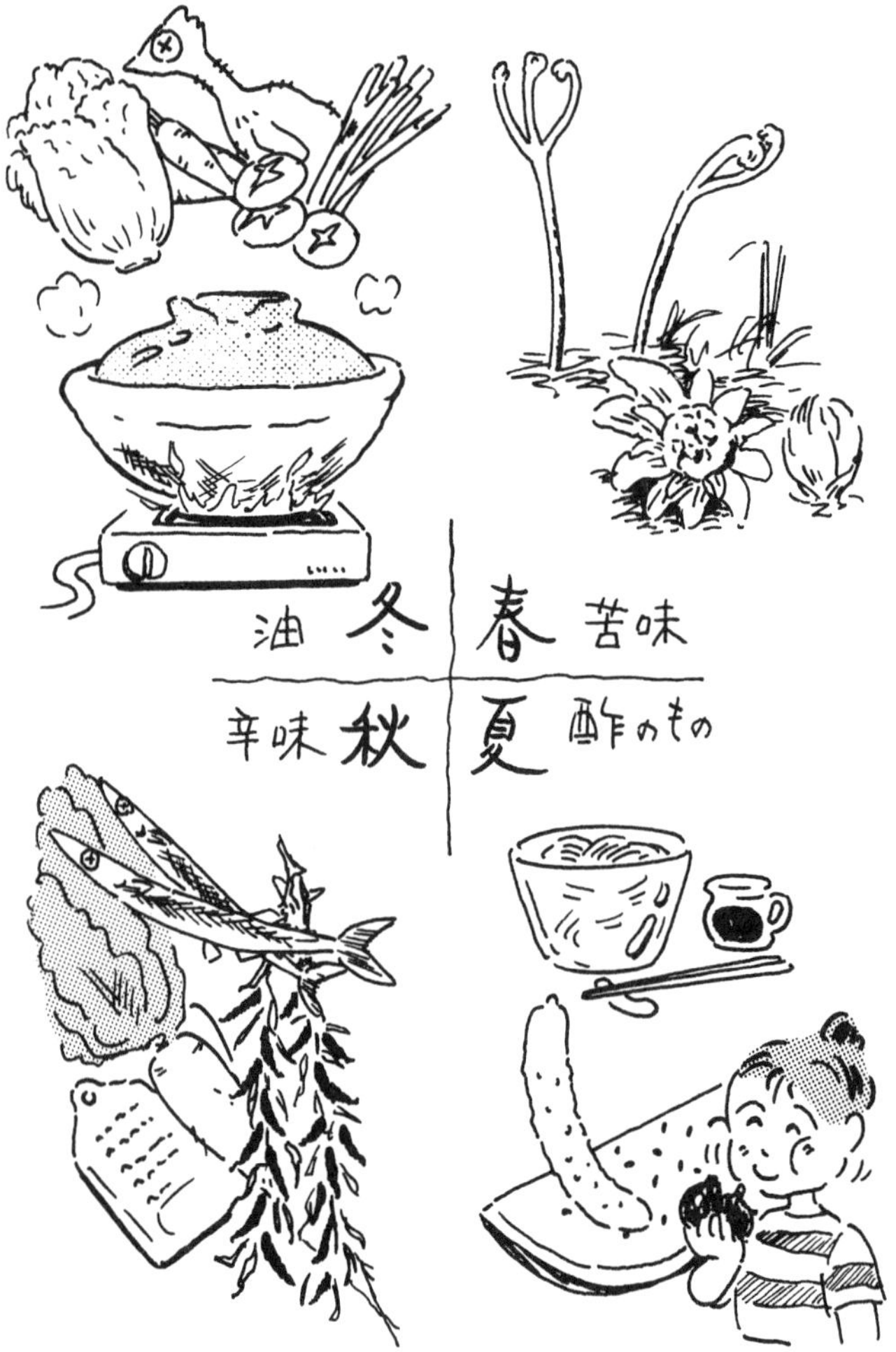
油 冬
春 苦味
辛味 秋
夏 酢のもの

の役割を果たしてくれます。

暑い夏には、えてして食欲は低下します。そうした季節には酢のものや、ところてんなどあっさりしたものを食べればよいのです。汗をかきやすい季節でもありますから、トマト・キュウリ・すいか・まくわ瓜など、水分を多く含んだ食べものをたくさんとることも、暑さから身を守るよい手段になります。

秋になったら、冬の寒さに備えて、秋茄子《なす》の田楽とか、秋刀魚《さんま》におろし醬油をたっぷりかけて食べるとか、辛いピリッとした食べもので身を引きしめます。

そして、冬になったら、寒さから身を守るために少しは肉や油をとってもよいでしょう。私たちが子どもの頃にも、すき焼きや鳥の水炊きなど、多少は肉類もとっていました。しかし、それは冬の間に限られており、春になれば、いわしやあじなど魚類に変わりました。言うまでもなく、魚は冷血動物で、その脂肪は人の身体の中で溶けて排出されてしまいますから、肥満や成人病をひき起こすことはなかったのです。

こうしてみると、たった三十~四十年前まで伝承されてきた日本の食文化がいかに理に適っているか、今なぜ欧米で日本食が見直されているかがわかります。こうしたヒト本来の食文化を見失い、欧米の代用食文化を取り入れてしまったことが、今日の子どもの体質の劣化を招いたことは否定できません。

今こそ、旬の食べもののありがたさを再確認して、できる限り日本の優れた食文化をとり戻す最善の努力を尽くすことが、私どもがなすべき務めと言えるのではないでしょうか。

一物全体食

成人病が現在のように異常に増えた原因を解く鍵のひとつに「帝王病」があります。以前にも、皇帝や将軍など、一般の人々からかけ離れた美食をしていた人には、今でいう成人病に相当する疾患が認められていたのです。言ってみれば昭和三十年代以降の日本では、その昔の皇帝や将軍がとっていたような美食が一般化し、それにともなって、かつての帝王病が成人病として一般の人々の間に普及してしまったのです。

ちなみに皇帝たちの食卓を見ると、ひとつの際だった特徴があります。さまざまな山海の珍味を取り入れて贅を尽くした調理をしているのは言うまでもありませんが、同時にそれらの食材のごく一部分しか口にしていないのです。世界の三大珍味と言われているものでも、キノコの一種であるトリュフはともかく、キャビアはちょうざめの卵だけを、フォアグラは不自然な飼い方をしたがちょうの肝臓だけを食べています。焼き魚なども、将軍や大名はほんの一箸つけるだけ、まして片身を返して食べることなどご法度とされていました。そんなところから、庶民の食卓からかけ離れた食事をとっていた大名を揶揄した「目黒の秋刀魚《さんま》」のような落語も生まれました。

こうした部分食がなぜ好ましくないのかというと、健康を保つための食べ方の基本である「一物全体食」の鉄則に反しているからです。とくに雑食であるヒトの場合、植物性のものも動物性のものも口にするわけですが、それぞれの民族に合った食材を選ばなければならないことは言うまでもなく、同時にそれが生命あるものでなければならないのです。

生命あるものとは、植物ならそこから芽が出るもの、動物ならば子どもや卵を産むことができるものということになります。ですから柔らかい葉っぱのところだけ食べるとか、柔らかい筋肉の部分だけを食べるという部分食は好ましくないのです。とくに成長期の子どもたちには生命ある食べものをとらせることが、心身ともの健康を保つ上での必須条件と言えるのではないでしょうか。

そこでまず、日本人の主食である米について考えてみましょう。言うまでもなく、芽は胚芽から出ます。ですから米の食べ方としては、あえて玄米とは言いませんが、三分づき・五分づき・七分づき、または胚芽米の方が白米（粕とも読めます）よりも好ましいのです。江戸時代に、玄米食をしていた田舎の人が、江戸に出て白米を食べるようになってビタミンB_1欠乏症の脚気になることがしばしばでした。これを当時の人は「江戸患い」と言っていました。

それから副菜として子どもに与える魚は、いわし、あじといった小魚であってしかるべきです。もうおわかりのように、さしみや切り身やかまぼこが海を泳いでいるわけではないのです。

また、この頃の子どもたちは肉がたいへん好きですが、肉を食べさせるならせめて本来の肉食をさせてほしいのです。気候が寒冷なために、日本のようによい食材に恵まれないヨーロッパや北米では、やむを得ず肉食をするようになり、代用食文化としての肉食が定着しました。

彼らの肉食の文化をみると、たとえばタンシチュー、テールシチューなどにして舌や尾も食べます。脳も肝臓も食べます。骨髄のスープも飲みます。もちろん筋肉も食べます。つまり小魚のようにいっぺんにではありませんが、ローテーションして牛一頭を上手に全体食している、これが本来の肉食のあり方なのです。

ところが、日本のとくに子どもの場合、栄養学的にはあまり価値がないとされる筋肉だけを食べています。このような食べ方は、いわば、肉食ではなく「筋肉食」なのです。それが、筋肉食↓肥満↓成人病↓短命化という結果を生み出していることに早く気づかねばならないと思います。

ヒトをはじめ、すべての生命体はさまざまな元素によって構成されています。その配分は各器官によって異なります。したがって、たとえば筋肉だけを食べるというような、一部分だけをとることが習慣づけられてしまうと、ひいては身体の偏り、心身の病気を生み出すことになります。

これは自然の食べものだけには限りません。健康食品などについても言えることです。健康食ブームに中で、こうした食品をとる人々も増え続けています。これもまた、部分食の延長線上にあることをしっかり理解しておくべきです。不幸にして健康を損ねた場合、医薬品に頼るよりは、健康食品の方がよいこともあるかもしれません。しかし、健康を恢復したらよい食べものに戻るべきなのであって、日常的に継続して偏った食品をとり続けてはならないのです。

いずれにしても、ともすれば忘れがちな一物全体食の大切さを再認識して、子どもたちの食卓を、本来あるべき生命ある食べもので飾っていただきたいものと、心から願っております。

今、何を食べればよいか

飽食と偏食のつけ

昭和三十年代までの日本人の食生活は、腹八分目という認識が徹底しており、飽食などという感覚からはほど遠いものでした。すでに述べたように、そもそも三〇〇万年にわたるヒトの食の歴史そのものが、飢えの歴史であり、飢えに対しては、ヒトの身体はかなり順応できるようになっています。それは、断食などが健康に及ぼす好結果を考えてみても明らかでしょう。

ところが、昭和三十年代に入ると、日本はローマ帝国の末期などを除いては人類史上にもほとんど例をみない飽食（今や呆食と表現する人すらあります）の時代に突入してしまいました。経済発展を優先する風潮に乗って、「大きいことはいいことだ」とか「タンパク質が足りないよ」などといった壮大なキャンペーンを繰り広げた、誤った現代栄養学に巧みに踊らされ、また多くの人々が見事にこれに乗せられてしまいました。

もともとヒトの身体は飽食には馴染んでいないのです。にもかかわらず、いわゆる三大栄養素（タンパク質・糖質・脂質）のとりすぎから、小児成人病やアレルギー性疾患などおかしな病気が生み出されているのが憂うべき現状です。

言うまでもなく、ヒトは、自然界の生物の一員にすぎません。したがって、もし病気になった場合、クスリに頼らず自力で治すのが本来の姿であり、それが自然治癒力と言えるわけです。例えば感染症に対処するには、すでに述べたように自らの体温を高めて細菌やウイルスに対応するのです。つまり発熱するわけです。またお腹の中に老廃物が溜まれば、それを早く体外に出さなければなりません。それが下痢であり、嘔吐です。呼吸器に分泌物が溜まった時には、咳や喘鳴でそれを切るように努めます。すなわち、発熱・下痢・嘔吐・咳・喘鳴などはすべて感染防止機構のあらわれであり、原則的にはこれらの症状をクスリで抑えてしまうのは好ましいことではありません。

もちろん、そのまま放置しておいてはいけないのは言うまでもありません。発熱・下痢・嘔吐・咳などの症状がある場合には、それによって失われた身体内の成分を補給して、発症前の状態に戻すことが大切です。その際にもっとも必要なのが水であり、ビタミンであり、ミネラルです。

飽食の現代にあっては、体調を崩したときに補給すべきものは三大栄養素ではなく、水・ビタミン・ミネラルを多く含んだ食べものということになります。このうち水やビタミンの必要性についてはご存知の方が多いと思いますので、以下にミネラルについて触れてみましょう。

微量元素の大切さ

ヒトの身体を構成する元素のうち、代表的なものは、酸素・水素・炭素・窒素の四つで、これだけで身体の構成成分の九六・六パーセントを占めています。ついで準主要元素として、カルシウム・リン・硫黄・カリウム・ナトリウム・塩素・マグネシウムがあります。この七種の元素で身体の構成成分の三～四パーセントが占められています。

さらに微量元素として、鉄・亜鉛・銅・クロム・コバルト・セレニウム・マンガン・モリブデン・ヨウ素・フッ素・ニッケル・ケイ素・スズ・バナジウムなどがあげられています。これらの元素類はすべてを寄せ集めても、身体を構成する成分のわずか〇・〇二パーセントにすぎません。しかしこれらの微量元素を総合的にバランスよくとることで生体機能が円滑に営まれ、体調が整えられ、体質がよくなるのです。

現代栄養学はあまりにもこの点を軽視あるいは無視しています。それがかつて見られなかったような多くの難病を次々と生み出す原因にもなっているのです。

微量元素については、たとえば亜鉛ひとつを取り上げてもさまざまな指摘ができます。亜鉛は欧米では一九六〇年代から注目されてきた微量元素です。日本でもおくればせながら食品成分表の改訂五版からその中に加えられることになりました。

亜鉛の働きの一つに、免疫能力を高めて病気に対する抵抗力をつけるということがあります。ヒトの出産直後の初乳には、一リットル中に換算して亜鉛が約一〇ミリグラム含まれています。一方、市販粉乳の中にはその約十分の一しか含まれていません。母乳栄養児に比べて人工栄養児がかぜをひきやすかったり、アレルギー疾患になりやすいのも当然の話です。

また亜鉛は性のミネラルとも言われ、生殖機能に関与します。ヒトの卵子は胎児期に形成されますから、昭和三十年代からエスカレートしている食の誤りと人工乳による哺育のつけが、今の出産率低下となって現れているのではないでしょうか。一人の女性が生涯に産む子どもの数が、平成六年度には一・五〇人にまでなっていることをご存知の方も多いでしょう。このままカロリー偏重の食生活をつづけていけば、全般的な微量元素の摂取不足ともあいまって若い女性が子どもを産みたくても産めなくなり、また若い男性が産ませられなくなるのは必至です。

さらに亜鉛はインシュリンの合成を活性化し、血中コレステロール量を調節したり、動脈壁の傷の修復を早めて動脈硬化を防ぐ働きもあり、糖尿病や心筋梗塞などを予防する上で欠かすことができません。

それでは、ここで亜鉛を多く含む食べものを列挙してみましょう。

牡蠣・ごま・はまぐり・大豆・いわし・ほうれん草・青じそ・玄米・にんにく・山芋・にんじん・そばなどです。

このような亜鉛以外の微量元素についても、それらを多く含む食べものは、穀類・野菜・海草類であり、お茶なのです。どれもみな日本ではお馴染みの食材ばかりです。せっかくこれらのよい食素材に恵まれているわが国で、それを投げ捨て、戦後急激に欧米食に切り替えてしまったことは悔やまれてなりません。

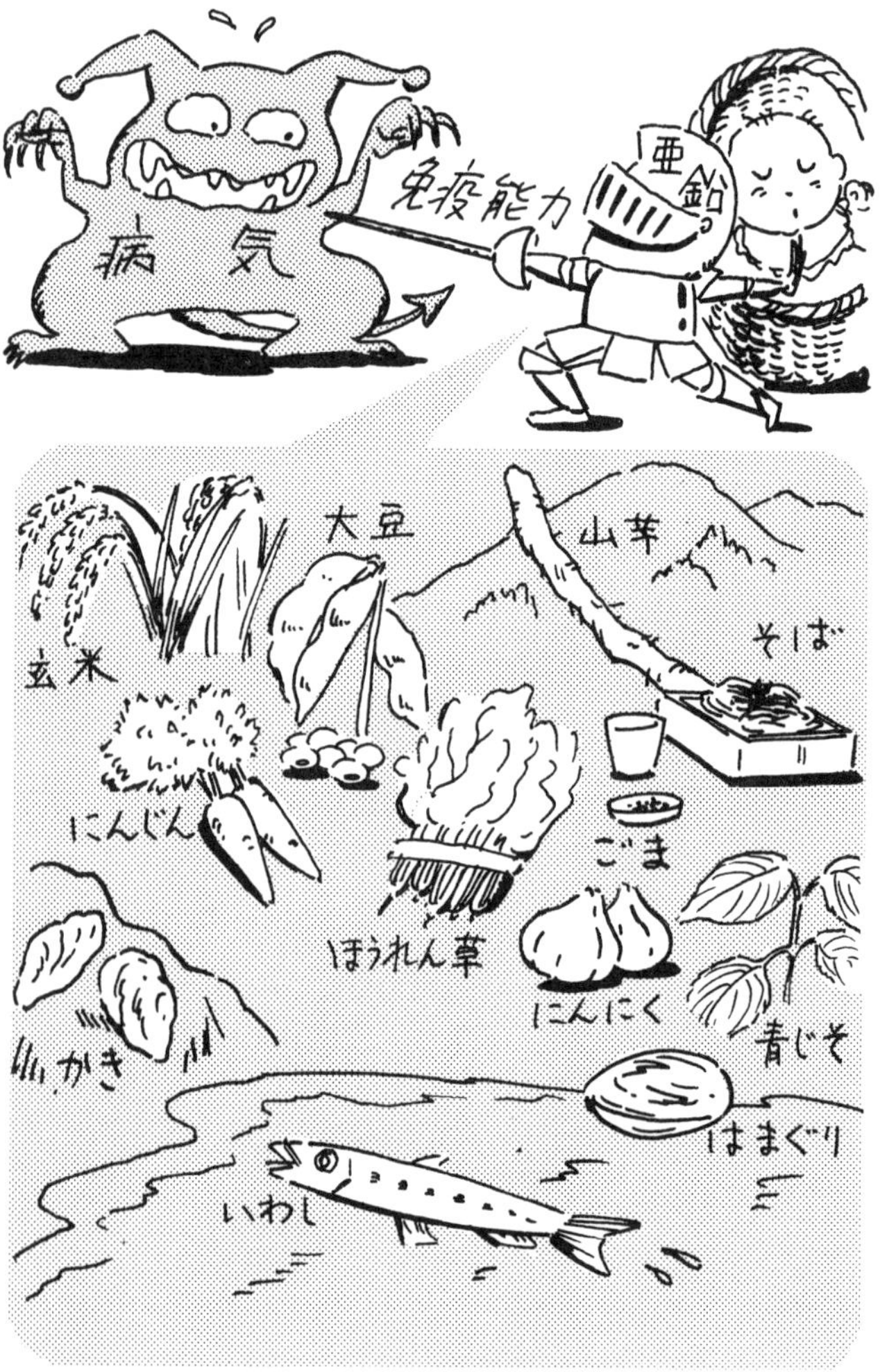
病気
免疫能力
亜鉛
大豆
山芋
玄米
そば
にんじん
ごま
ほうれん草
にんにく
かき
青じそ
はまぐり
いわし

とくに子どもには、大人よりもミネラルが必要です。体重が十分の一だからミネラルも十分の一でよい、とは言えず、成長期にはむしろ大人以上に必要なのです。したがって学校給食で子どもたちに与えてほしいのは、パン・牛乳・肉類・卵・果物ではなく、穀類であり、野菜・海草・小魚類であり、そしてお茶であることは、微量元素の面から見ても明白な事実なのです。

これは塩分についても同じで、子どもは汗のかき方も多いので、十分な塩分を補わねばなりません。そうでないと夏場などはとくに、ぐったりしてしまうわけです。近年、塩のとりすぎ、ということが言われていますが、これはアメリカや日本の一部の医療関係者の偏見にすぎません。

たしかに地域的に塩をとりすぎているところもあるようですが、日本全体でみれば、決してそのようなことはありません。減塩を言うより、むしろ適当な分量の塩をとるという「適塩」を考えるべきです。もちろんここでいう塩とは、放置しておけば湿気を帯びるミネラルを豊富に含んだ天然塩のことであって、精製塩（NaCl）でないことは言うまでもありません。

なお、こうした元素が欠乏した場合、一時的にそれを含む栄養食品（カルシウム剤、鉄剤など）で補うのはやむを得ないかもしれません。しかし、それらを継続してとるのは厳に慎むべきです。特定の元素を単独でとりつづけると、相対的に必要元素全体のバランスが崩れて、かえって身体の変調をきたしてしまうからです。自律神経失調の増加の一因として、栄養食品のとりすぎがあることに注目すべきだと思います。

食物繊維をどうとるか

このところ、年々大腸ガンが増加しています。このまま推移すると、二十一世紀には大腸ガンの死亡率が胃ガンのそれを凌駕するであろうと推定されています。

もっともそれでも、欧米諸国に比べれば、まだまだ日本の大腸ガン死亡率は低いのです。

＜表2＞　　（数字は、人口一〇万人に対する死亡率）

スコットランド　……五一・一（人）

アメリカ（白人）	四二・二
カナダ	三七・六
スウェーデン	二八・八
ブルガリア	二一・〇
ルーマニア	一六・八
フィンランド	一五・八
日本	一三・一
ナイジェリア	五・九
ウガンダ	三・五

この表をご覧になっておわかりのように、欧米諸国に大腸ガンが多いのは、彼らが高タンパク、高脂肪の食事をとっているからです。こうした欧米食は腸内細菌のバランスを崩して発ガン物質を作り出したり、胆汁酸分泌を促進して、その二次生成物に発ガン物質を作ってしまうからだとされています。

注目されるのは、同じ欧州でもフィンランドでは大腸ガン死亡率が低いことです。これは、フィンランドの人々が他の欧州の国に比べて、野菜などをたくさん食べていて、食物繊維の摂取量が多いためと考えられています。

このことから、最近の日本人に大腸ガンが増えている原因の一端が見えてきます。それは、昭和三十年代以降、日本は伝統的なよい食文化を放棄して、欧米並の高タンパク、高脂肪食をとるようになったと同時に、未精白穀類や野菜、海草など食物繊維を多く含む食べものの摂取量が著しく減少してしまったからなのです。

そこで、第六の栄養素として注目されてきたのが、食物繊維です。食物繊維の研究の歴史は比較的浅く、本格的に取り組まれだしたのは、一九七二年にイギリスで食物繊維の不足と成人病との関係が発表されてからの、わずか二十年ほどにすぎないのです。その間に次々と食物繊維の重要性が指摘されてきました。

その筆頭が排便効果です。食物繊維をとることで、食内容の腸管内を通過する速度が速まり、そこで作られる老廃物が速やかに排泄されるため、大腸ガンの予防になります。また、食物繊維にはヘミセルロースという多糖類が含まれており、この因子が血中のコレステロール上昇を抑える効果があり、高血圧症の予防にもなります。その他、腸管内の有用菌であるビフィズス菌の増殖因子にもなり、血糖値の上昇を抑えたり、肥満を抑制するな

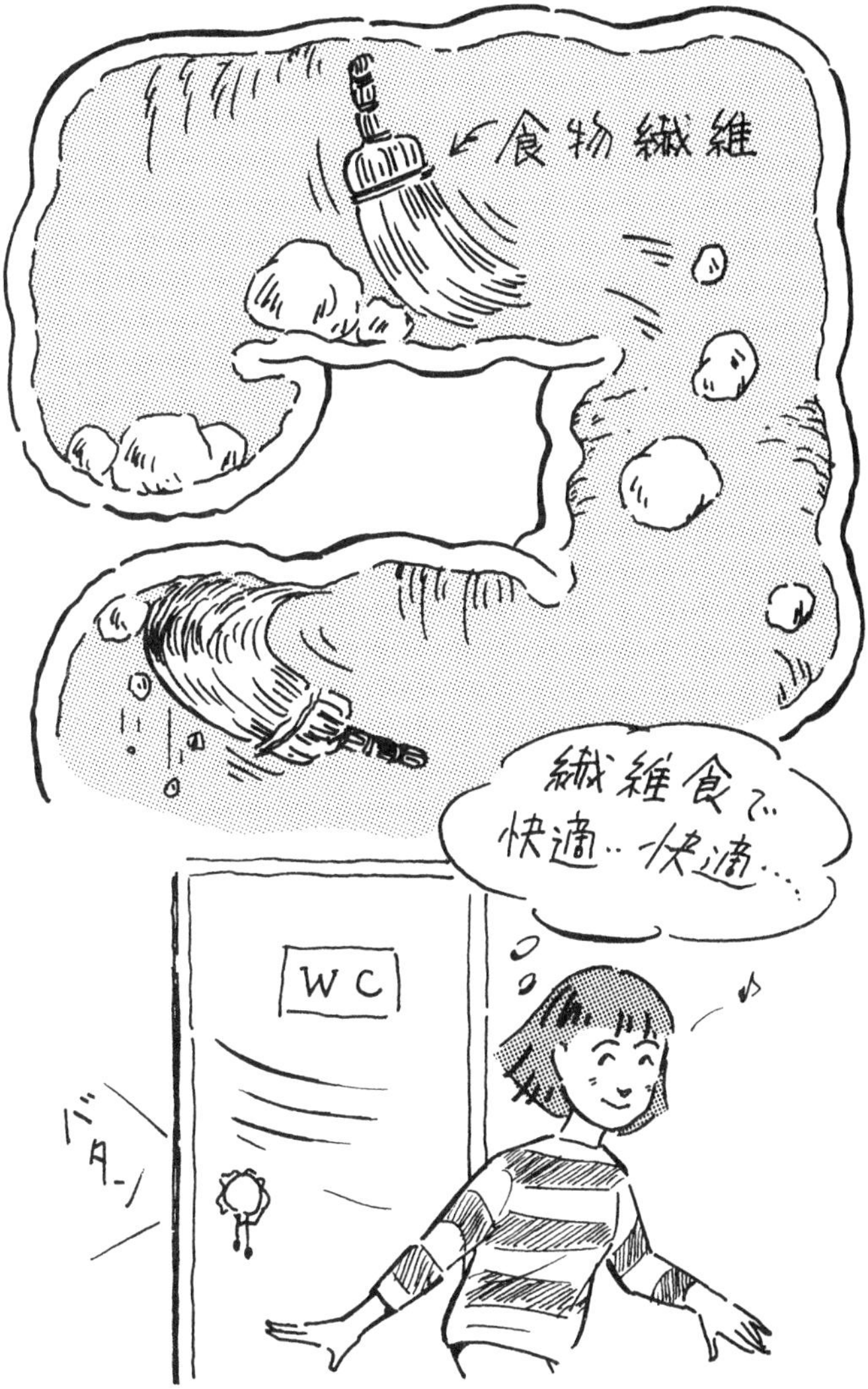
食物繊維
繊維食で
快適‥快適……
WC
バターン

ど、いわゆる成人病の予防には欠かすことのできない栄養素だということがわかってきたのです。

食物繊維を多く含むものとしては、米糠・小麦のふすま・とうもろこしなどの穀類の外皮、ついで野菜・海草類が挙げられます。野菜を食べるときも、生で食べるよりも煮物や和え物などにしてとるのが好ましいのです。

古代ギリシャの医聖といわれるヒポクラテスは、便秘の治療に小麦のふすまを利用していたといいます。昔からの言い伝えに「固い食べものはやわらかい便を、やわらかい食べものは固い便を作る」とあります。こうした観点から現在の食生活を見るとき、食物繊維の摂取量が減り、それが便秘、肥満、成人病など健康に悪影響を及ぼしていることがわかります。なにせ、厚生省の調査によれば、日本人の一日あたりの食物繊維摂取量は一九五五年の二二グラムから一九八五年の一七グラムへと、二〇パーセントも減少してしまっているのです。

そこへ登場してきたのが、機能性食品の一環としての食物繊維飲料です。

厚生白書によれば、食品の機能は大別して、栄養機能、感覚機能、生体調節機能になります。このうち第三の生体調節機能を生体に対して発揮するように設計し、加工された食品を機能性食品と呼んでいるのです。

これらの研究のため、厚生省は一九八八年八月に〝機能性食品懇談会〟を発足させ、その定義、表示の仕方、認定法、効果の検証方法などを検討しました。一方、業界側では一九八七年六月に食品メーカー三九社で構成された〝健康食品懇話会〟で機能性食品に関する勉強会を続けています。

このように機能性食品は、食品とも薬品とも決めかねるため、厚生省の内部でも見解が一致していません。厚生省生活衛生局（健康食品対策室）では、機能性食品に生体防御、体調リズムの調節、老化抑制、疾患の予防、疾患の恢復などの効能表示を認めようとする考え方を示しています。一方、厚生省薬務課では、疾患の治療や予防を目的として使用されるものは医薬品であるとの見解から、機能性食品そのものに明確な摂取効果を表示することはできないとしています。

したがって、その使用に当たっては、食物繊維不足を補う補助食品と考えるべきで、安易な連用は慎まなければなりません。強度の便秘など体調を崩したときに医薬品の代用として一時使用するにとどめ、体調が戻れば、食物繊維源としての穀類・野菜・海草類なども食べものに切り替えるのが当然であると考えています。また、「過ぎたるは及ばざるがごとし」と言われるように、過剰摂取にも気を配らなければならないでしょう。加工食品である特定成分のみを継続してとることが、健康保持に好ましいとは考えられません。

それにもかかわらず、こうした食物繊維飲料の売れ行きの伸びにはめざましいものがあります。しかし、そのことで一概に厚生省や製薬会社だけを責めることはできません。あまりにも安易にコマーシャリズムにのせられてしまう消費者の頭の汚染がより恐ろしいのです。今こそ求められるのは、消費者としての自覚ではないでしょうか。

『日月神示』の教え

私が最近心ひかれているものに『日月神示』があります。これは日本が敗戦を迎える前年の一九四四年六月一〇日から十六年間にわたって、画家である岡本天明さんにおろされた神示です。その内容は膨大で、きわめて多岐にわたっています。食に関することだけでも、五十年近くも前の神示が、あまりにも見事に日本の現状を指摘していることに驚かされています。そのほんの一部を取り上げてみましょう。

「日本には五穀、海のもの、野のもの、山のもの、みな人民の食いて生くべき物、作らしてあるのぢゃぞ。日本人には、肉類禁物ぢゃぞ。今に食い物の騒動激しくなると申してあること忘れるなよ。今度は共食いとなるから、共食いとならんかな、今から、心鍛えて食い物大切にせよ」

現在の日本人が、このヒトとしての食の本道を踏み外していることが、心身ともの健康を損ねている最大の原因と言えることに早く気づかなければなりません。

「遠くて近いもの一二三《ひふみ》の食べ方してみなされよ。運開け、病治って嬉し嬉しと輝くぞ。そんなことくらいで、病治ったり、運開けるくらいなら、人民はこんなに苦しまんと申すが、それが理屈と申すもの。理屈悪と申してあるもの」

言うまでもありませんが、ヒトは、極限状態に追い込まれなければ人肉を食することはないでしょう。それは、生物学的に限りなく自分に近く、共食いになるからです。ヒトの肉よりは獣の肉。獣の肉よりは鳥の肉。鳥の肉よりは魚介類。こうした動物性のものよりは植物性の食べもの。同じ植物性のものでも樹木（果実・木の実）よりは草の方がヒトの食べものとして適しています。

また近いものというのは、生まれた土地、現在自分の住んでいる土地に近いところでとれるものを口にすることが望ましいとのすすめです。

一二三の食べ方とは「一二三祝詞」を唱えながら、四七回噛み、その後に「ン」と飲み込むようにせよということです。要するによく噛んで食べることをすすめているわけです。

「食べ物頂く時はよくよく噛めと申してあろが。上の歯は火（カ）ざぞ。下の歯は水（ミ）ざぞ。火と水を合わすのざぞ。カムロギ、カムロミぞ。噛むと力生まれるぞ。血となるぞ。肉となるぞ。」

今、〝オカーサンハヤスメ（オムレツ・カレーライス・サンドイッチ・ハンバーグ・焼きそば・スパゲッティ・目玉焼き）〟に代表される軟食文化が、子どもたちの健康を損ねるもとになっています。まして、牛乳やジュースなどの流動食でカロリーを補給することは厳に慎まなければなりません。「四七回噛め」との神示はあくまでも目安であり、最低でもこのくらいは噛まなければならないとのすすめです。そのためには、固いものや大きなものを副菜としなければなりませんし、箸置きが何のためにあるのかも念頭に置くべきです。

「つつましく、正しくしていけば、その国々で一切不足なく暮らしていけるように、何もかも与えてあるに気付かんのか」

わが国は、農業立国であるべきだったのです。それが、経済性にのみ眼を奪われて工業国を目指し、土をコンクリートに変え、空気や水を汚しつづけている現状に何としても歯止めをかけなければならないでしょう。つつましさや正しさの対局にある飽食（呆食）のつけは、子どもたちの未来に、短命化という暗い影を投げかけずにはおかないからです。

「一二三の食べ方心得たら、今度は気分ゆるやかに嬉し嬉しと食べよ。天国の食べ方ぞ」

食事をとる上で、ある意味でもっとも大切なのは、食べものに対する感謝の念を小さい時から植え付けることでしょう。今、東京都だけでも毎日一〇〇万食分が捨てられている現状です。食べものを粗末にすることが、すべての品物を大切に扱わないことに結びついてくるのではないでしょうか。

「ただ喜びに向かってひたすらに進んで行けば良いのであるぞ。正しき喜びをまず見極めよ。見極めて、ひたすらに進めば良いのぢゃ。食べ物を食べるのも喜びであるぞ。正しき食べ物、正しく食べよ。更に喜び増えて弥栄えるのぢゃ。自分の喜びを進め進めて天国に入ることできるのぢゃ。悪い食べ物、悪く食べるから悪くなるのぢゃ。目に見える食べ物ばかりでないぞ。何もかも同様ぞ。人民は喜びの子と申してあろう。罪の子でないぞ。

嬉し嬉しの道あるに、何故歩まんのぢゃ」

要するに食の原点として、自分の住んでいる土地に近いものを食べること、よく噛むこと、感謝の念をもって食べることの三点が重要なのです。そうしたさまざまなことを『日月神示』から学びとることができます。心ある方のご一読をおすすめいたします。

III 血の食育

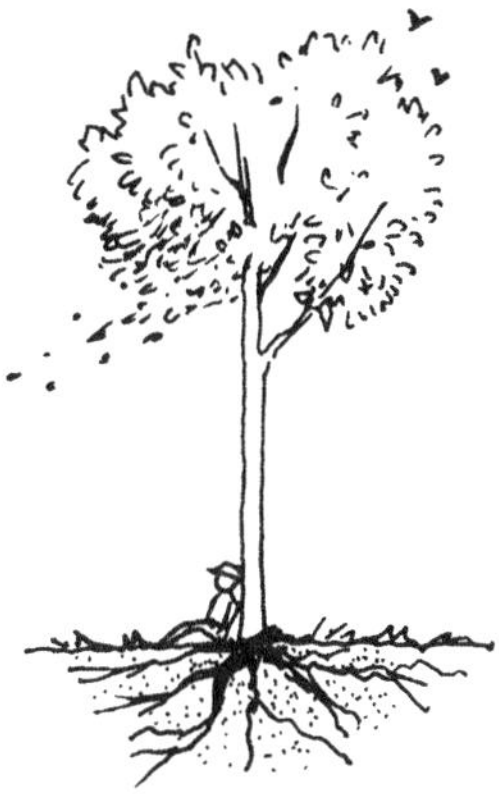

ご飯を食べよう

日本人の主食

ヒトは、その住んでいる地域に応じて、それぞれの民族にもっとも適合した食べものを食べつづけてきました。そうした先人の生活の智慧に則った食事をとっていれば、健康が保持できるのです。当然、日本人には日本人に合った食べものがあるわけです。それは何なのか、まずそれをしっかりと把握しておかなければなりません。

では日本人の場合、具体的に何をどう食べたらよいかということになりますが、まず主食をどうするかということが、第一に考えられなければならないことです。

外国には主食という概念がなく、とくに西洋料理の場合、パンなどほんの付け足しにしかすぎません。それは、向こうではいい穀類が採れない、パンを作るような小麦しか採れないからです。

日本の場合は、ご飯をはじめとして、あくまでも穀類を軸に据えるのが、食の基本なのです。日本では縄文時代までは米のご飯だけではなく、米・麦・ひえ・粟・きびなどの混ざった五穀をとっていました。それが稲作文化が発達してきた弥生時代になってから、米が主体というふうに変わってきました。米を食べる習慣はそれ以来、延々と続いてきたわけです。したがって現代でも、主食はあくまで米を基本として、それに麦・ひえ・粟・きびを食卓に加える工夫が必要であると考えます。

ヒトの歯の数からみた食べものの比率について、すでにお話ししましたが、子どもで食事全体の五分の二、大人で八分の五は米を主体とした穀類をとらなくてはなりません。そのとり方が、とくに一九五五年以来、どんどん減ってきているということが問題です。統計によると、終戦直後は食糧難から一日に米を八〇グラムくらいしかとっていませんが、それ以前は一日に一二〇～一六〇グラムは食べていました。終戦直後は皆さん方の想像を越えた状態で、餓死者が出たり、凍死者が出たりしていました。そういう時代の米の量が一人一日八〇グラムだということです。

それから持ち直してきて、一時は戦前と同じくらいの一五〇グラム～一六〇グラムになりましたが、それが今また減ってきて、子どもで一日八〇グラムになっています。日本人

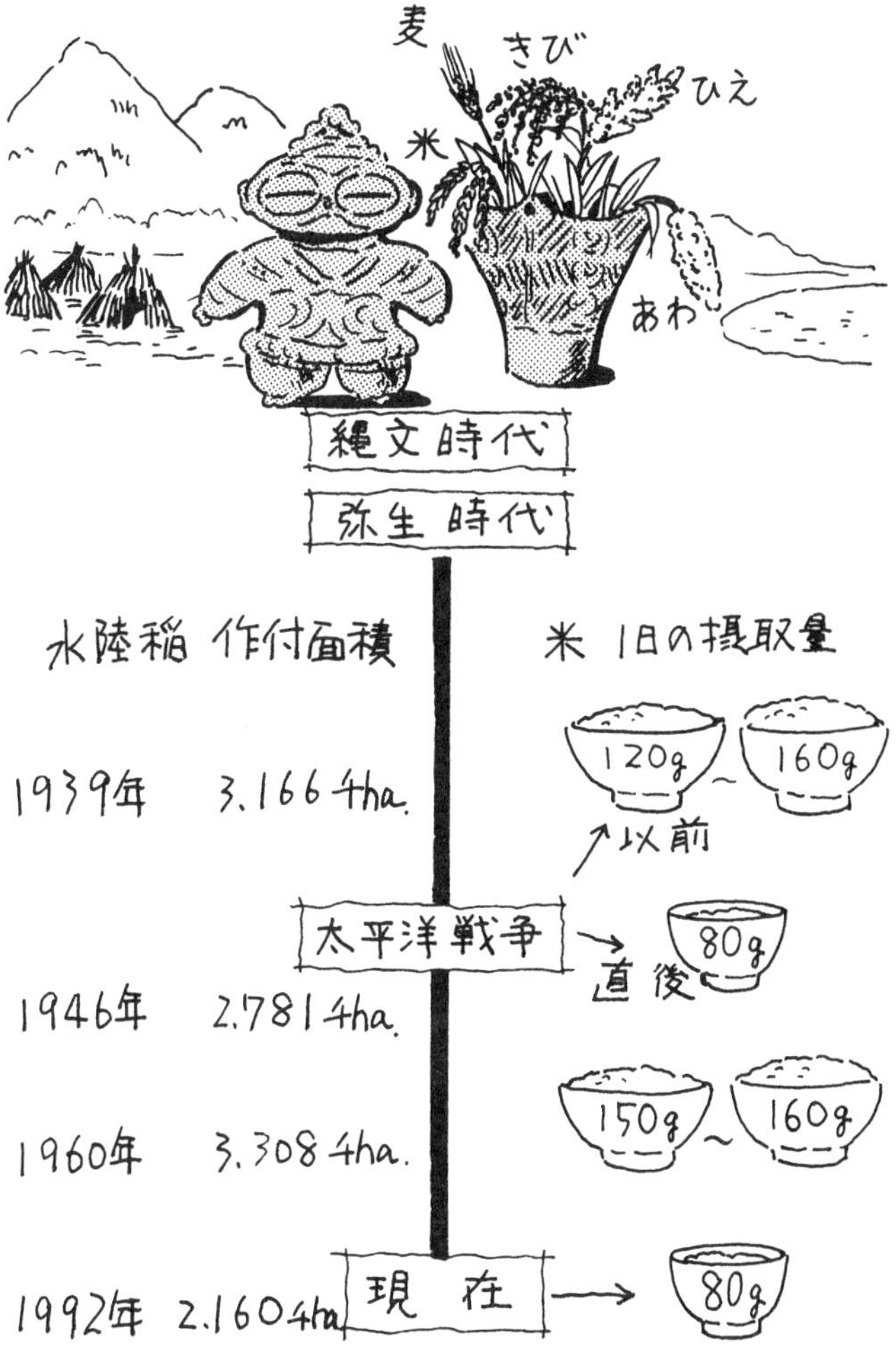

麦
きび
ひえ
米
あわ
縄文時代
弥生時代
水陸稲 作付面積
米 1日の摂取量
1939年 3.1664ha.
120g
160g
以前
太平洋戦争
80g
直後
1946年 2.7814ha.
150g
160g
1960年 3.3084ha.
1992年 2.1604ha
現在
80g

が一番とらなくてはいけない米を、終戦直後と同じような状態のとり方しかしていないというのは大問題です。それが飽食の中の栄養失調を作り出している大きなもとになっています。

身土不二に反した偏食をなおす

偏食には二種類のパターンがあります。その一つは穀類・野菜・海草・小魚をとらない偏食、もう一つは、米や野菜を食べないで、パンやハム、ソーセージなど戦後普及した食べものばかり食べている偏食です。前者の場合は「うちの子は野菜を食べない」とお母さんが気がついて、野菜を食べさせると体はわりあい早く元に戻ります。日本人がずっと食べつづけてきたものですから、欠けていた野菜をとりさえすれば、回復が早いのです。一方、日本人がかつてとっていなかった食べものばかりをとるような後者の偏食は、もともと消化吸収のために必要な酵素類が遺伝子中に組み込まれていませんから、アレルギーや肥満などの成人病になりやすいし、そういう食べものをやめても、野菜嫌いに野菜を食べさせたときのように簡単には効果が出ません。ですから、アレルギーや成人病が治りにくいのです。

このように偏食で恐ろしいのは、日本人としてとるべき食べものである穀類・野菜・海草・小魚類などの不足よりも、日本人としてとるのにふさわしくない食べものである精白パン・卵・牛乳・肉類・熱帯の果物などのとりすぎであることに、一刻も早く気づいていただかねばなりません。

とくに後者の偏食を正すためには、米（ご飯）を主食にすることが大切です。それなのに終戦直後と同じような少ない米のとり方をしていると、現代では副菜のカロリーがとても高くなっていますから、結果的に悪い方の偏食のものを、終戦直後よりたくさんとっているということになります。栄養失調の状態なら、失調した分を足せば元に戻るわけですが、栄養過剰の中でさらに米を食べないというのは、大問題です。

そういう面から考えても、今の日本で水田をどんどん減らしてしまっているということにも大きな問題があります。単純に考えても、国産米を作らなければ当然輸入の米が増えてきます。その典型的な例が一九九三年の米不足です。あの時にタイ米を輸入しましたが、まずいといって日本人には好かれませんでした。身土不二という原則から考えてみても、タイ米はタイという国でタイ料理として食べるべき米ですから、それを日本にもって来て日本風のご飯にして食べてもまずいのは当たり前です。そういう過ちを平気でしているのが現代の日本人です。

輸入米に関して、もっと怖いのは、何度も申し上げるように、殺虫剤の残留です。国産の米の場合は、たとえばマラソンという殺虫剤の規制は残留が〇・一ｐｐｍ以下とされているのに対して、アメリカの規制は八・〇ｐｐｍ以下で、日本の八〇倍にもなります。輸出用のカリフォルニア米など、とても危険だということです。

ともかく、子どもの健康のためには、国産米をもっと食べる習慣をつけさせなければいけません。学校給食でも、一時にくらべるとパンに対する米の比重が少しずつ増えていますが、まだまだです。加えて家庭においての米の普及は、非常に問題があります。

昭和三十三年頃に、慶応大学医学部教授の林髞《たかし》さんという方が『頭脳』という本をお書きになって、その本の中で「子どもの主食はパンにした方がよい」と言っています。ちょうどインスタントラーメンができた頃のことです。

「大人もできればその方がよいが、とくに農業立国の日本では米を食わないとなると、血の雨が降らずには済むまい。大人はもうあきらめるが、せめて子どもたちだけは、頭脳のよく働くアメリカ人やソ連人と対等に話のできる人間に育ててやろう」という「米食低脳論」を打ち出しています。この後、この説に追従する学者も多く現れて、マスコミでもおおいに宣伝されることになりました。当時の朝日新聞の「天声人語」でも「池の鯉や金魚に残飯ばかりやっているとブヨブヨの生き腐れみたいになる。パンくずを与えていれば元気になる。米の偏食は悪いことの見本である。若い世代はパン食を歓迎する。大人も子どもの好みに合わせて、米は一日に一回くらいにした方がよいようだ」などと書いています。

これは特別な記事ではありません。この当時の新聞や雑誌には同じような記事がたくさん掲載されているのです。「米を食べると美容に悪い」「米を食べると短命になる」「米を食べると高血圧になる」など、こういう仕掛けがあって、主食がパンに切り替えられていったのです。

実際に米を食べて健康が損なわれたというデータはないはずです。つまり、マインドコントロールと言われているもので、現在の食の誤りが作られてしまったのです。その双壁が、パンと牛乳ということになります。ご飯をパンに変え、お茶を牛乳に変えたことによって、子どもの健康がガタガタに崩れていったのです。

そこへ追い打ちをかけたのが、アメリカの小麦政策です。その頃、小麦は日本でも作っていたのですが、アメリカが麦も作らせなくしてしまいました。米食が減ったとしても、パン食ではなく、うどんや素麺なら、まだ救われたかもしれません。うどんであれば、まだ昔の副菜が保たれたはずです。身土不二ではないパンを入れたことによって、身土不二ではない副菜がどんどん入ってくるようになったのです。

水を飲もう

水は子どもの主食

下痢をしている幼児を連れてみえたお母さんに、私が尋ねます。

「お母さんの主食は何ですか?」

「ご飯です」

「お子さんの主食は何ですか?」

「ご飯です」

「いいえ、違います」

お母さんはけげんそうな顔で私を見つめます。

「お子さんの主食は、水なのですよ」

そう申し上げてもなかなかご納得いただけないようですので、説明を加えることになります。

言うまでもないことですが、子どもは大人をそのまま小さくしたものではありません。身体内の水分の含有量もまったく異なるのです。大人の身体の構成成分中に占める水分の割合は、六〇パーセント、一方幼児は七〇パーセント、新生児では八〇パーセントにも及びます。しかも、汗などで水分が失われるときには、体重の割合ではなく、体表面積の割合によって失われますから、体表面積の比率が大きな年齢の低い子どもほど、早急に水分が失われてゆきます。

一日に必要とされる水分量は、体重一キログラムにつき、成人で三〇～五〇ミリリットル、学童五〇～八〇ミリリットル、幼児八〇～一〇〇ミリリットル、乳児一〇〇～一五〇ミリリットルと大きな差があります。発熱、下痢、嘔吐、咳嗽（せき）などで身体から平常よりも多く水分が失われるときには、それぞれの症状を抑える前に、水分を十分に、ただしゆっくりと与えて、身体の平衡状態をとり戻すことが大切になってきます。

「水は子どもの主食である」という意味がおわかりいただけたでしょうか。

生水は体によい

水を与える場合にも大きな誤解があります。実はヒトの健康を保つ上では、水分補給には生水を飲むのが本来の形なのです。ところが、江戸時代の末期から明治時代にかけて日本に西洋医学が入り込んだとき、水質の違う欧米での生水を飲まない習慣をそのまま取り入れて、「病気の時には生水を飲んではいけない」という風潮が生まれてしまいました。これが、明治時代から昭和中期にかけて、まだ抗生物質が普及する前の時代に、下痢腸炎で死亡する子どもたちが多かった要因になっていたと思います。

湯ざましで金魚を飼えば、金魚は死んでしまいます。湯ざましを植木にかけていれば植木は枯れてしまうでしょう。同じ生物であるヒトの子どもに湯ざましが好ましくないのは言うまでもありません。

ただし、これは生まれたばかりの赤ちゃんには必ずしも当てはまりません。お母さんのお腹の中で、胎児は摂氏三七度前後の温度に馴染んでいます。出生と同時にいきなり一五〜二〇度の水道水を飲ませるのは好ましくないでしょう。とはいってももちろん、湯ざましにする必要はなく、お酒のお燗をするように人肌に温めるだけで十分なのです。しかしだんだん外界に馴染んできたら、なるべく早く生水に切り替えるべきです。

東京家政大学児童科教授の巷野悟朗さんは、生後半月くらいから生水に切り替えるようすすめておられますが、私は少し幅を広げて生後一カ月を過ぎたら生水を与えるよう話しております。

汚れた水への対処法

残念なことに、昭和三十年代以降、山紫水明の国と言われたわが国の水質も悪化の一途を辿り、必ずしも生水を勧めることができなくなってしまいました。

私は東京都で生活していますが、海上保安庁の調査によれば、汚れ放題だった東京湾の水も最近はややきれいになってきているといいます。反面、これ以上はきれいにならないとも言われています。湾の水がきれいになってきたのは、工場の廃水規制が厳しくなってきたからで、これ以上きれいにならないのは家庭雑排水の規制ができないからです。とくに合成洗剤と油の多用、垂れ流しは目に余るものがあります。また不急不要の車の乗り回

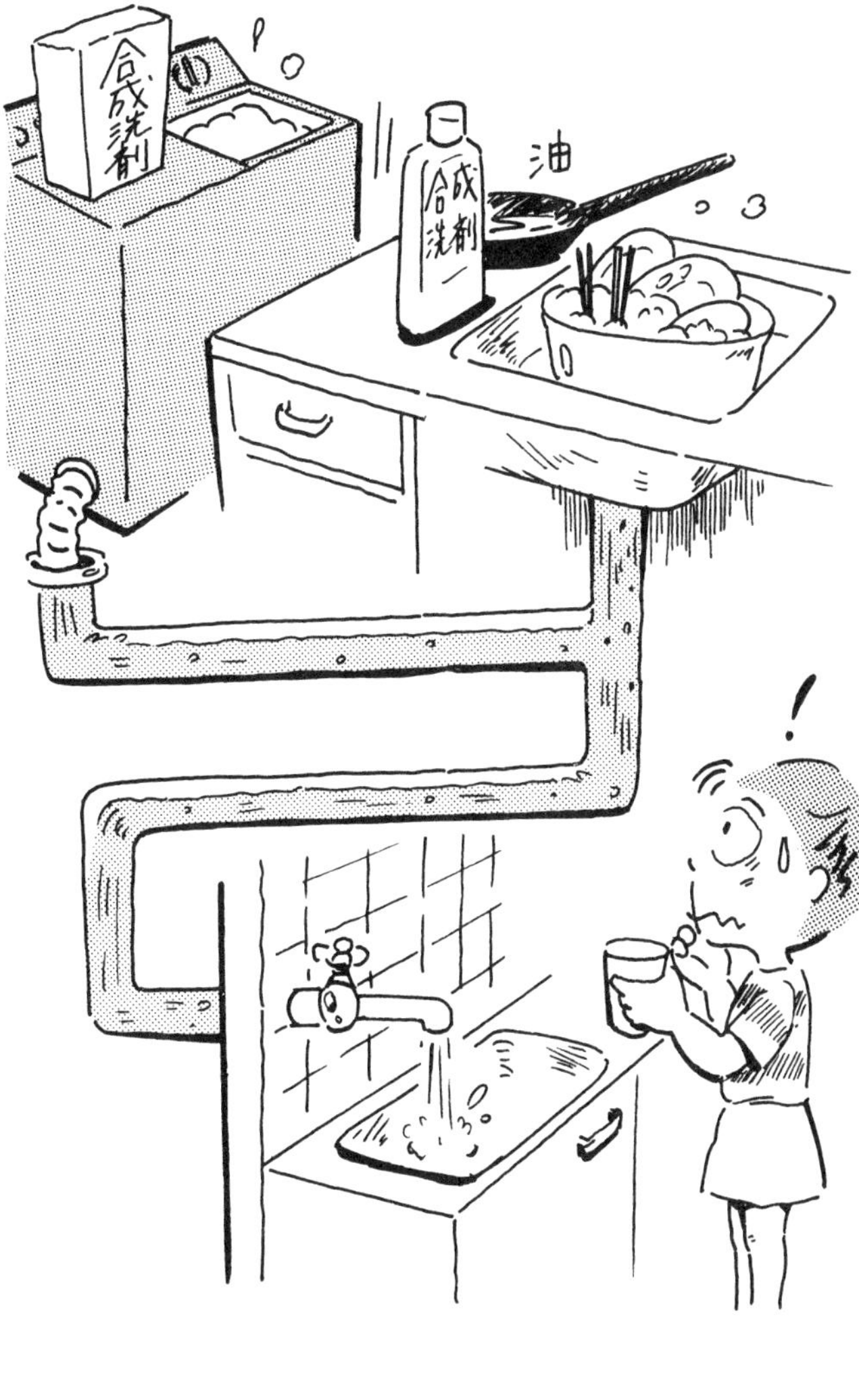
合成洗剤
合成洗剤
油

しによる大気汚染による酸性雨の影響も、今後ますます問題になってくるでしょう。
こうした悲しむべき事態に消極的に対応するには、次のような方法があります。
・蛇口をひねって水が出始めてから三〇秒くらいは飲み水に使用せず、洗い物に使う。
・飲み水は前夜に汲み置いておく。
・汲み置いてからしばらく日光に当てる。
・飲み水の中に炭のかけらを入れておく。
・飲む前によく攪拌する。
などです。やや積極的に対応するには、浄水器や電解質分解装置を設置する方法があります。また、かなり費用はかかりますが、最近流行している全国各地の源水を詰めた水を飲む方法もあります。しかし、中には粗悪なものも少なからずありますので、十分注意して選択する必要があります。

ただし源水にしても、水はなるべく自分の住んでいる土地のものが体にもよいわけですから、あまり離れた土地のものは避けるべきでしょう。昔は長旅や転居のときには「水が変わるから気をつけて」と言ったものです。それほどに水の大切さを感じとり、心配りをしていたものなのですから。

根本的には、何といっても水をこれ以上汚さないように、消費エネルギーの節減をはかるべきではないでしょうか。ある外国人は「日本人は水と安全は無料であると錯覚している」と言っています。石油ショックのときに来日したアラブ首長国連邦のヤマニ石油相は、石油産出国を羨むわが国の政府高官を「あなたの国にはこんなにも豊富に水があるではないか」と言ってたしなめたそうです。

中近東にも、「湯水のように使う」という表現があります。しかしそれは「湯水のように大切に使う」という、日本とはまったく正反対のとらえ方なのです。今、私たちは水をはじめとして地球の資源をあまりにも無駄使いしてはいないでしょうか。「生命の水」の生命をこれ以上奪うことなく、次代に譲り渡していきたいものだと切望せずにはいられないのです。

話は変わりますが、私の住んでいる同じ武蔵野市に、永年原発問題と関わっている綿貫礼子さんというすばらしい方がいらっしゃいます。綿貫さんは反原発という言葉を非常に嫌われます。反原発ではなく、脱原発。一人ひとりが原発がなくても生活できるように、電力の濫費をさけるべきだと言っておられるのです。

水に関してもまったく同じことが言えます。まず水を無駄遣いしないこと。次に、合成洗剤や油で水を汚染しないこと。自分で水を汚しておいて、浄水器や整水器できれいにして飲もうという発想はまちがっていると思います。そうした意味で、私の家では浄水器は使用しておりません。

しかし、汚染された水の影響をより大きく受ける胎児（妊婦）や乳幼児を抱えたご家庭では、信頼できる浄水器を活用されるのもよろしいかと考えます。

牛乳は体に良いか

まちがった牛乳神話

皆さんは「牛乳を飲めば、子どもは丈夫に育つ」と思い込まされていないでしょうか。牛乳は完全栄養食品であるという一種の神話さえ生まれています。

しかし牛乳を飲むことは哺乳動物の一員にすぎない人間にとって不自然なことであり、本来、育児の過程や健康な状態では飲んではいけないものだと思うのです。寒帯や高原地帯で牧畜に依存せざるを得なかった人たちは昔から牛乳を飲んでいましたが、三〇〇万年のヒトの歴史の中で育児に牛乳を使いだしたのは、ヨーロッパを含めて、たった二〇〇年、日本は八〇年足らずです。育児に牛乳を使いだしたころから子どもの体がおかしくなっているとしたら、十分反省しなければいけません。

私たちが子どもの頃は、健康なときには牛乳を飲みませんでした。しかし、病気で衰弱したり、吐いたりして、どうしても栄養を補わなければいけない場合に、手軽に補う治療食として牛乳を飲んだことはあります。それが本来の牛乳のとり方だと思います。

牛乳の中で体にいいものを強いて挙げるなら、カルシウムでもタンパク質でもなく、乳酸菌です。この乳酸菌という細菌の入っていない牛乳を飲んでも意味がありません。コーカサスやビルカバンバ、新疆ウイグル地方の人は牛乳で長生きをしています。しかし、それはいきなり牛乳そのものを飲んでいるわけではないのです。皮袋の中に牛乳を詰めて転がして、薬は一切使わずに酸乳というものにして飲んでいます。ものすごく酸っぱいそうです。これは細菌をうまく繁殖させてあり、それが体にいいわけです。

これに対して、日本で売られている牛乳の多くは、すでに本物の牛乳ではありません。本物の牛乳は瓶詰めの状態で朝配達されて、その日のうちに飲まなければ腐ってしまいます。このような生きたままの牛乳なら話は別ですが、信州の高原地帯や北海道にいる人は別として、都会で生活する多くの人は、流通機構に乗せられて、遠くから運んできた牛乳を飲んでいるわけです。こうして長い時間をかけて運ぶためには、牛乳に加工を施さなければなりません。

牛乳の中の細菌の八〇パーセントくらいは体によい細菌、二〇パーセントは無害無益の

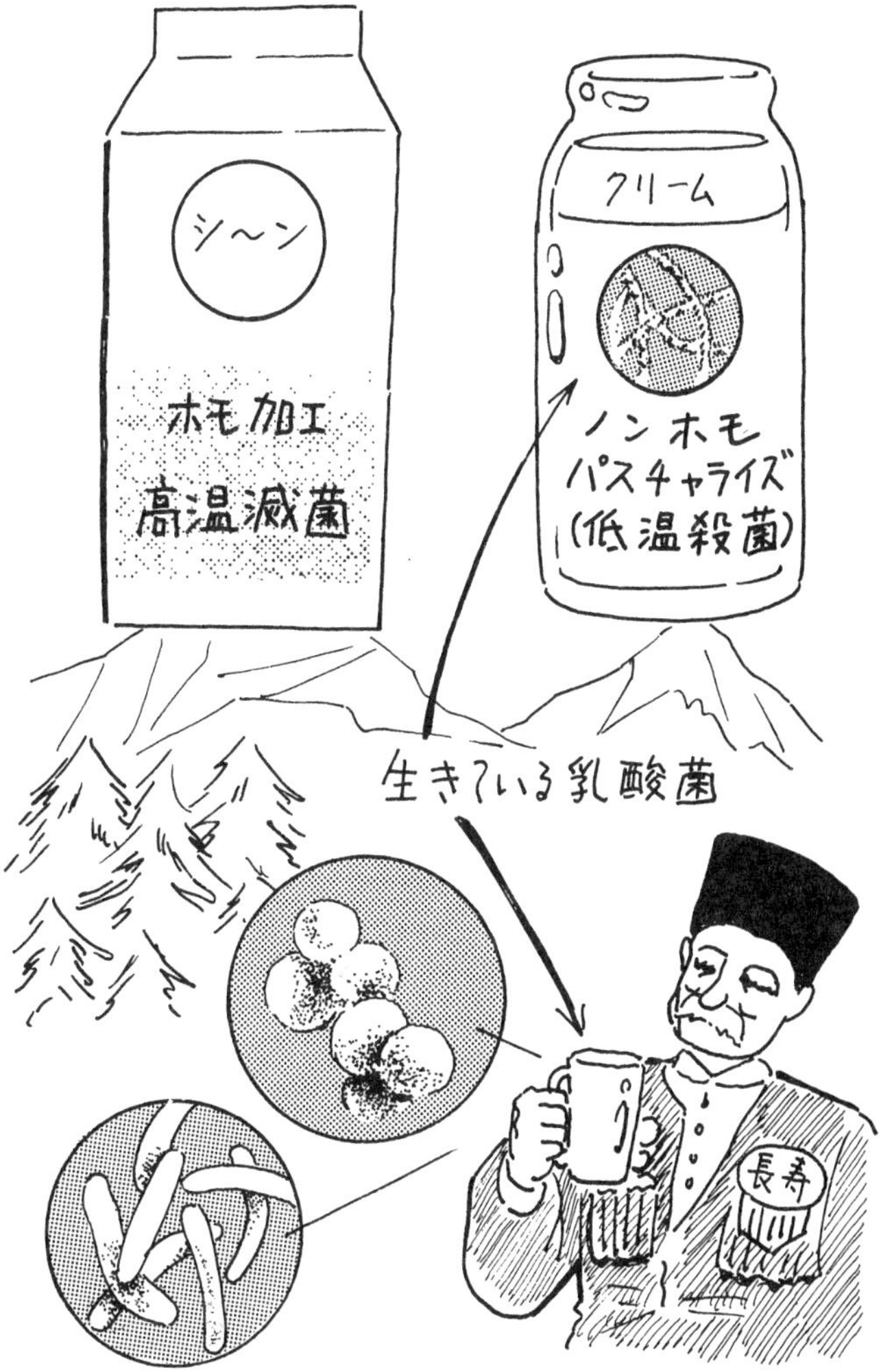
シ〜ン
ホモ加工
高温滅菌
クリーム
ノンホモ
パスチャライズ
(低温殺菌)
生きている乳酸菌
長寿

細菌です。ところが流通機構の過程で数パーセントくらいの雑菌が入って、その中に病原菌も入ってきます。病原菌の中で熱に対して比較的強いのが結核菌です。この結核菌は六二度から六三度くらいで加熱すると、一〇分から一五分で死にます。少し幅を持たせて六三度から六五度くらいで、二〇分から三〇分加熱したものが、低温殺菌乳といわれるものです。この処理方法は原則的に殺菌ですから、乳酸菌は多少残ります。ところが二〇分も三〇分もかけて熱していたのでは、大量生産をするのに困るのです。そこで、一般に売られているものの多くは、温度を高めて処理時間を短縮し、現在では一二〇度から一三〇度の金属板の上を二秒か三秒流すという方法がとられています。この方法は滅菌ですから、体によい菌も全部死んでしまいます。

また、牛乳はカルシウムの吸収率がよいと言われているのはご存知だと思います。たしかにカルシウムが体に入った場合、牛乳は五〇パーセント、魚は三〇パーセント、野菜は二〇パーセントの吸収率です。しかし、五〇パーセント吸収するというのは生の牛乳の場合で、加熱すると吸収率は極端に落ちることがわかっています。

たとえばレンネットという消化酵素を加えると、牛乳は固まります。固まり方が早ければカルシウムなども含めて吸収率がいいということになります。生の牛乳の場合はレンネットを加えると五分で固まるのです。昔、子どもの頃、私たちが病気のときに飲んでいたような牛乳です。低温殺菌乳では、それが九分から一三分に延びます。今、学校給食などで使われているほとんどの牛乳は高温滅菌乳ですから、生乳が五分で固まるのに対して一時間三〇分以上かかります。つまり、高温滅菌乳を飲んでも、カルシウムは体の中を素通りしてしまうだけになります。

雪印乳業の元生産部長で評論家の藤江才介さんは、「私の意見ではなく世界の定評になっていますが、超高温滅菌のように高温処理をすれば、確かに持ちはいい。牛乳の成分が変わるかというと変わるわけではない。カルシウムやタンパク質の含有量は同じだね。ところが消化吸収性が悪くなるんです。したがってそれを飲んでも体内を通過するだけで、何ら価値がないわけだ。水を飲んだ方がましだ」と言っています。

ある女子高校生たちが山村で合宿生活をしたときのことです。食事のたびに絞りたての牛乳を出したところ、六〇パーセントの高校生が残したそうです。給食でずっと牛乳を飲んでいたはずなのに、本物の牛乳は飲めなくなってしまっていたのです。

もともと牛乳を飲む必要がない日本人が、水を飲んだ方がましだといわれるような牛乳を飲んでいたらどうなるのでしょうか。アレルギーの心配は言うまでもありません。食物アレルギーの三大原因としては牛乳、卵、豆があげられていますが、その中でも牛乳の危険性がもっとも高いのです。妊婦さんや乳幼児は牛乳を飲んではいけないというのが、私たち小児科医の主張です。

しかし、問題はそれだけではないのです。

牛乳で栄養不足に

人間の発育、健康を守るのに必要な食べものについては前章で述べました。ところが、牛乳を飲んでいると、日本人が必要とする栄養分がとれなくなるのです。なぜかと言えば、水の場合はカロリーがゼロですから、毎食一杯ずつの水二〇〇cc、一日六〇〇ccの水を飲んだとしても、他に必要なものは十分にとれます。ところがそれが牛乳だとすると、六〇〇ccで三〇〇カロリーとなり、日本人が必要とする栄養分が三〇〇カロリー分だけとれなくなってしまうのです。

さらに、それだけのものを嚙まずに体の中に入れてしまうことになります。全然嚙まないで素通りしてしまうような、牛乳やジュースでカロリーをとっていたらどうなるのでしょうか。小さいときから噛まないで育つと、顎は発達しなくなります。歯は千年くらいの間に一パーセントくらいしか退化しません。ところが顎は噛む習慣がついていないと、一代で三〇パーセントも小さくなります。小さくなった顎に、小さくならない歯が生えれば当然のこととして歯並びは悪くなります。また下顎と上顎の噛み合わせも悪くなりますから、ますます噛めません。

噛むということは当然、脳への刺激になり、脳の働きを活発にします。牛乳、ジュースをたくさん飲んでいる限り、本当の意味での頭の良い子には育ちません。

噛むときに使うのは顎だけではありません。固いものを噛めば必ず舌を使います。牛乳やジュースのように、カロリーの高い流動食のようなもので栄養分をとってしまっている子どもたちは、舌もうまく使えません。三歳児検診に行くと、精神面の発達はそんなに支障がないのに、言葉だけ遅れているという子どもがたくさんいます。そういう相談が増えてきていますが、ほとんど例外なく、牛乳やジュースの飲みすぎです。

舌を使わないでいれば言葉が出にくくなるのは当たり前です。その上、よく噛まないでいれば、当然、顔面筋を使わないから表情も乏しくなってきます。それは無気力、無関心、無感動にもつながってくるのです。さらに、目の水晶体を調節する毛様体筋という非常に大事な筋肉がありますが、それも十分に使われないために、視力が低下し、眼鏡が必要になってきます。

一九五〇年生まれの高校三年生の視力は、一・五にピークがあり、一・〇未満の生徒はきわめて少数でした。ところが一九七〇年生まれの高校三年生になると、一・五のピークが低下して、〇・一未満に最大のピークが表れるのです。大学四年生にいたっては、視力一・五以上の正常視力者は全体の二〇パーセント程度にすぎず、〇・一以下の低視力者が五〇パーセントを越えているのです。こうしたことは、小さいときの牛乳の飲みすぎが原因になることも多いのです。それに肉類が絡んで、のっぽで早熟の眼鏡君が育つわけです。そうならないためには、日本人に合った食べものをよく噛んで食べることが一番大切だということです。

不思議に思われるかもしれませんが、たくさん牛乳を飲んでいると、手足の骨が折れやすくなるのです。つまり、牛乳をとっているとカルシウムが不足してしまうのです。ジュースやコーラが悪いことはだいたいの方が知っていますが、牛乳はカルシウムが多いというのは、もうおわかりと思いますが、完全に宣伝に乗せられているのです。

世界中で、牛乳の摂取量がもっとも多い国はノルウェーです。ところが、そのノルウェーの骨折率が日本の五倍であることは意外に知られていません。エージングクリニック所長の近藤賢さんは「このまま日本人が牛乳を多量に飲むようにすると、ノルウェーのように骨折の発生率が多くなることも考えられるのではないか」と案じています。

たしかに、昭和三十三年（一九五八年）から、学校給食に牛乳が導入されて以来、子どもたちの骨が脆弱化し、骨折や虫歯が増えている事実は否定できないでしょう。牛乳ばかりでなく、肉や卵など動物性タンパク質をとりすぎると、ミネラルのバランスが崩れて骨が弱くなるというのは血液生化学の定説です。

論より証拠、動物園に行ってみれば、虎やライオンは檻の中でごろっと寝そべっているのではありませんか。肉食動物である彼らは、瞬発力はあっても、持久力や集中力がないために、草食動物である牛や馬のように、継続して立っていることはできないのです。一度で結構ですから、食品成分表をご覧ください。すぐにわかるはずです。

牛乳は一〇〇グラムで一〇〇ミリグラムのカルシウムを含んでいます。ところが、小松菜なら一〇〇グラム中に二九〇ミリグラムで三倍、昆布なら七倍、わかめが九倍、ひじきは一四倍、煮干しなら二二倍です。今のお年寄りが子どもの頃は、昆布、煮干しで出し汁

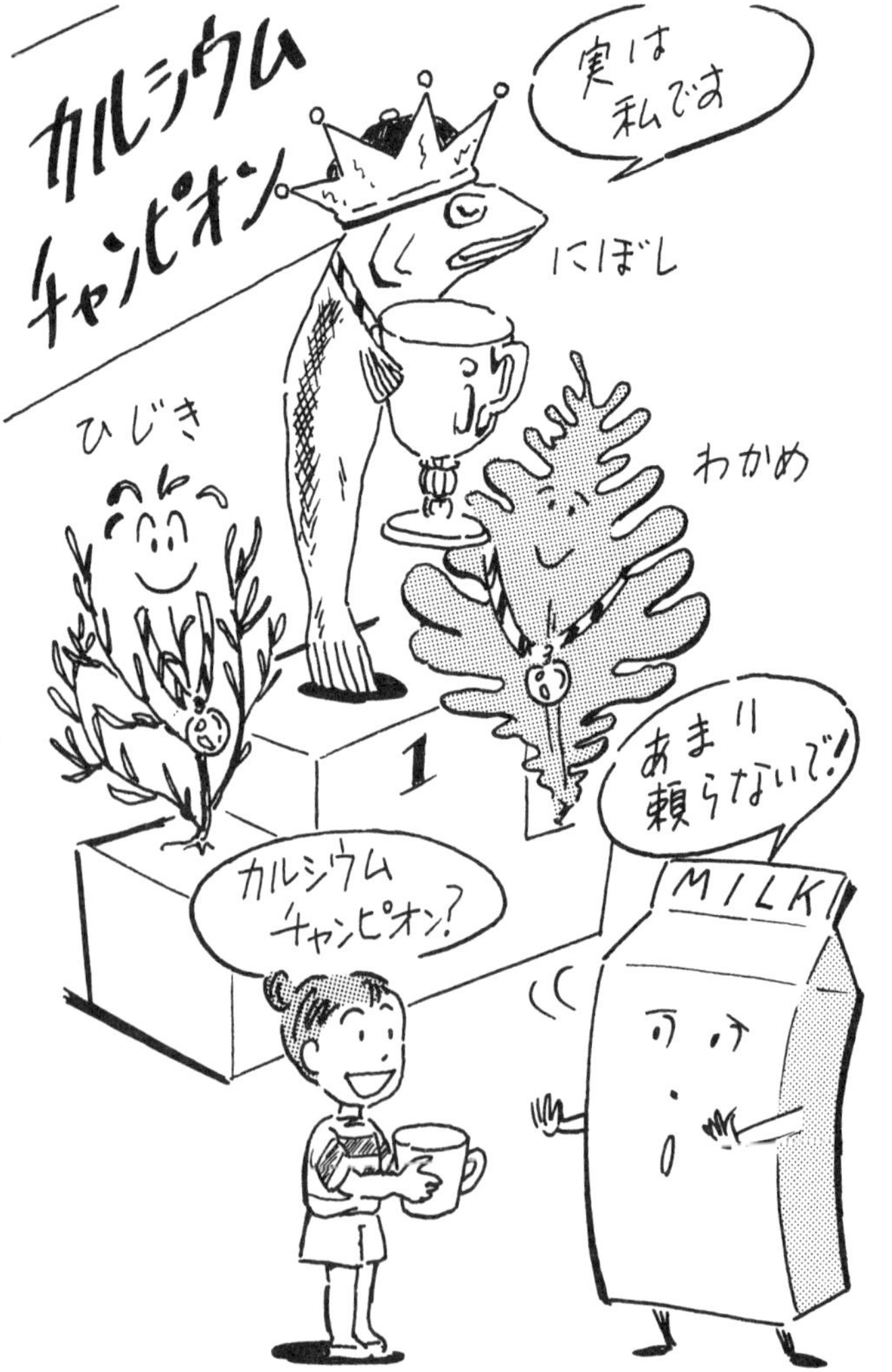
カルシウム
チャンピオン
実は
私です
にぼし
ひじき
わかめ
1
あまり
頼らないで！
カルシウム
チャンピオン？
MILK

をとった味噌汁にいっぱい野菜や海草を入れ、しかもお代わりをしていました。お年寄りは骨が丈夫で、虫歯が少ないのはそういう基本があるからです。

昭和三十年頃、骨粗鬆症《こつそしょう》という名前の病気を知っている人はいませんでした。医者しか知らない病名でした。年をとってくると、カルシウムがだんだん体から抜けていきますから、骨がもろくなってきます。それが今、四十代、五十代の牛乳で育った女性にごく当たり前に見られるようになりました。それだけ老化が進んできているということです。牛乳や粉ミルクで育ちますと、まちがいなく早熟になり、それだけ老化が早まります。

ふたたび近藤さんの言葉を借りると、「五十歳、六十歳以上の人々が、骨を丈夫にしようとして毎日牛乳を飲むなどは、無駄な努力というよりは、まさに年寄りの冷や水、とんでもない健康法というべきだろう」ということになります。

骨を丈夫にするには、カルシウムとマグネシウムの摂取比率を二対一に保つのがもっとも望ましいのです。今、マグネシウムを多く含んだ食べものである、小麦胚芽・米糠・ごま・煮干し・のり・昆布・ひじき・凍り豆腐・かんぴょう・あずき・いんげん・えんどうなどのとり方が大幅に減っていることが、骨を弱くしているということに一刻も早く気づくべきです。

「日本では、こうしたことを知らされぬまま、老いも若きも、牛乳を、カルシウム・イオン水を、またカルシウム強化食品やカルシウムの錠剤を一生懸命にとっている。このようなことをすれば、食事のカルシウム対マグネシウムの比を大きくすることになり、心臓発作による死亡率を高めるという結果を招くのはさけられない。一日も早くカルシウム神話から脱却し、食事のカルシウム対マグネシウム比に重点をおくようになることを願うものである」と近藤さんはしみじみと訴えておられます。

鉄欠乏性貧血は牛乳から

近年、女子大生やＯＬに鉄欠乏性貧血が増えつづけています。とくに問題になるのは、妊産婦の貧血です。その背景に牛乳の過剰摂取があることには、ほとんど眼が注がれていないのです。まさかそんなことが……と思われる方も多いのではありませんか。昔はあまりなかったことですが、妊娠期間中、鉄剤を飲んだり、注射をしている妊婦さんがたくさんいます。そういう方々に聞いてみても、かなりの人たちが牛乳の飲みすぎです。

まず、いくつかの食べものの一〇〇グラム中の鉄含有量を列挙してみましょう。

＜表3＞

牛乳	〇・一mg
白米	〇・五
鶏卵	一・八
ほうれん草	三・七
昆布	三・九
わかめ	七・〇
大豆	九・四
切り干し大根	九・六
ごま	九・六
煮干し	一八・〇
ひじき	五五・〇

たった四十～五十年前までの食卓には、水やお茶が出されることはあっても、牛乳が出ることはまずありませんでした。水やお茶はカロリーがゼロですから、いくら飲んでも鉄分を多く含んだ食べものをとることができ、貧血になることは少なかったのです。ところが、かりに牛乳を五〇〇グラム飲んでしまうと、〇・五ミリグラムの鉄分（白米一〇〇グラム分に相当）が体に入る一方で、二五〇カロリーもの熱量をとってしまうことになり、その分だけ牛乳より鉄分を多く含んだ食べものがとれなくなってしまうのです。

言うまでもなく、鉄は体内の血液の構成成分として欠かすことのできない微量元素です。それが不足すれば、貧血の人が年々増加するのは当たり前のことです。わが国が経済発展の波にのり始めた昭和三十三年に、子どもの健康よりも経済性を優先したアメリカの武器としての食糧攻勢に屈して、学校給食に牛乳を導入したことは、日本の食文化史上、最大の誤りであったと言えるのではないでしょうか。

煮干しや昆布を出し汁にして野菜や海草をたっぷり入れた味噌汁、ほうれん草のおひたし、ごまをまぶしたおにぎりといった献立ならば、食べものを原因とする鉄欠乏性貧血になるはずはありません。こうした日本古来の食文化の豊かさを再認識して、経済性優先のために歪められた現代栄養学の根本的な誤りから一日も早く脱却していただきたいものと祈念いたしております。

糖尿病と牛乳

このところ、糖尿病患者の増加ぶりはとどまるところを知りません。推定患者数五〇〇万人ともいわれ、ここ十年で二〜三倍に増加しています。しかも、ますます低年齢化の傾向に拍車がかかる憂うべき現状にあります。

かねてから、生後三カ月間に、乳児に牛乳ベースの調整乳を授乳するとインシュリン依存型糖尿病の発症リスクが高まるとされていました。

牛乳には、糖尿病の誘因となりうるＡＢＢＯＳというタンパク質が含まれていることが確認されています。膵臓のランゲルハンス島というところにあるインシュリン分泌β細胞には、このＡＢＢＯＳと酷似したタンパク質が存在しており、白血球がこのタンパク質をＡＢＢＯＳと誤認すると、β細胞を攻撃して破壊することにより、膵臓の働きが低下して、糖尿病をひき起こします。したがって、ＡＢＢＯＳを含む牛乳を多く飲めば飲むほど誤認の確率が高まり、糖尿病増加の引き金になるというわけです。

このことをふまえて、アメリカのバーナード博士は「幼児における糖尿病発症のリスクが解明されていないため、すべての幼児に牛乳を与えないようにすべき」とし、「母乳哺育の場合は、母親自身も乳製品（ヨーグルト・チーズなど）の摂取はさけた方がよい」と警告しています。

米国小児科学会でも、生後一年以内の乳児には無調製牛乳を与えないようにと勧告しています。『スポック博士の育児書』でわが国にもお馴染みのスポック博士も、『乳児および幼児のケア』（一九九二年）の中で母親たちに、母乳を与えるか、非乳性調製乳・加糖練乳・加熱乳など、牛乳蛋白を修正した調製乳を与えるように提案しています。

最近、カナダのトロント大学のハンス・ミシェル・ドッシュ教授（小児科・免疫科）は『Diabetes Care』に発表された最新の報告に基づいて、今までは推測の域を出なかった牛乳と糖尿病との相関が十分根拠のあるものになったと述べています。とくに、生後三〜四カ月までの牛乳哺育と糖尿病発症リスクの関係が深いとしています。

『Diabetes Care』に掲載されたもう一つの報告によれば、ローマ大学のパウロ・ポジーリ博士らが、イタリアの九地域の小児について、牛乳摂取量に基づいた糖尿病発症リスクを比較しています。その結果、各地域の小児が摂取した牛乳の量と糖尿病発症リスクとの間には、八八パーセントの相関関係があることが判明しました。

このことに関して、ドッシュ博士は「驚くべき結果だ。一つの国においてこれほどはっきりした影響が見られるとは驚きだ。この結果は、われわれが以前に考えていたよりはるかに密接な相関を示唆している」と述べています。

ドッシュ博士の指摘を待つまでもなく、八八パーセントの相関関係ということは、煙草を喫うと肺ガンになりやすいとか、塩分をとりすぎると血圧が上昇しやすいなどといったことよりもはるかに高い相関関係が、牛乳と糖尿病との間にはあるということなのです。

この事実は、昭和二十年代後半から保健所で牛乳をすすめ始め、昭和三十三年から学校給食に牛乳を導入して牛乳神話を作り上げたこととともに、わが国に糖尿病患者が激増し、しかもそれが低年齢化しつつある事実と見事に合致します。

白内障と牛乳

いささか旧聞に属しますが、百歳のきんさんが白内障の手術によって視力を恢復したことはたいへん明るいニュースでした。白内障は老人性変化の一つとして、老化とともにある程度は避けられないものと言えましょう。その白内障の初発年齢が年々低下し、ついには幼児にも見られるようになってきました。その誘因として牛乳や乳製品のとりすぎが考えられるとしたら、看過することができない問題と言えるのではないでしょうか。

すでに、一九七〇年、リヒターとデュークが、ヨーグルトを与えたラットの発育を調べたところ、そのすべてに白内障が見られ、しかも、幼若なものほど早く白内障になると報告しています。そして、その原因はヨーグルトに含まれているガラクトースが水晶体に蓄積することによるのではないかとしています。

一九八二年には、シムーズが、牛乳摂取量の多い地域に白内障が多く見られ、白内障と牛乳摂取量の間には相関関係があることを指摘しています。

わが国でも、宮崎大学教育学部教授で医学博士の島田彰夫さんは「私は、牛乳をよく飲む子と飲まない子の視力を調査したことがありますが、よく飲む子の方が視力が悪いという結果が出ています」と言っておられます。

もちろん、幼児白内障増加の原因を牛乳だけに押しつけるのは早計です。牛乳や乳製品を多くとる子どもたちは、えてして卵・ハム・ソーセージ・肉類など小児成人病の原因になるような副菜を多くとる傾向が認められるからです。これらの食品が老化を促進し、その一環として白内障の低年齢化をもたらすものと思われます。

狂牛病と牛の食性

一九九六年初頭から、イギリスに発生した〝狂牛病〟でヨーロッパ一帯はパニック状態に陥っています。これはタンパク質の一種であるプリオンという病原体によって、脳がスポンジ状になって死に至る牛の恐ろしい病気です。これは、もともとスクレイピーという羊の病気が牛に感染して発病するもので、正式にはウシ海綿状脳症といいます。

問題は、羊の病気がなぜ牛に感染して発生したかということです。一九八〇年代以降、イギリスでは、経済性優先の見地から、牛を早く太らせるために、死んだ羊をきちんと処理せずに内臓や骨粉を仔牛の飼料に使い始めたところに根本の原因があるのです。

そもそも、すべての動物には、それぞれの種属に合った食性があります。言うまでもなく、牛は草食動物であり、断乳後は動物性の食べものは一切口にしないのが自然の掟です。その掟に反して、食性を乱すのがいかに恐ろしいかを、狂牛病がまざまざと教示してくれているのです。

狂牛病でイギリスがいかに大きな過ちを犯したかは明白です。しかし残念なことに、それでイギリスだけを責めることができないのが、わが国の悲しい現実なのです。わが国の大企業によって飼われている牛も、およそその食性からかけ離れた食べものを食べさせられているからです。

第一に、大企業で飼われている牛の赤ちゃんは、生まれるとすぐにお母さん牛から離されてしまいます。したがって、牛本来の母乳である牛乳を飲むことはできません。ヒトの赤ちゃんが飲む牛乳を横取りするからというのが、その理由です。逆さまではないでしょうか。

そして、脱脂粉乳・カーフミール・濃厚飼料など、まったく自然の摂理に反したものをとらされます。さらに、飼料効率を一〇～二〇パーセントも高めるために、成長ホルモンが加えられることもあります。こうした不自然な育てられ方をした仔牛が健康に育つはずがありません。そこで、もろもろの感染症を防ぐために、さまざまな抗生物質も飼料に混ぜ合わせられます。

成牛になってからは、本来、牛の食べものではない濃厚飼料に加えて、古い段ボールを砕いたもの、アンモニア入りのおがくず、化学薬品にまみれたブロイラー鶏の糞便をかき集めたものを飼料に混ぜたり、化学肥料の尿素を大豆粕の代用にしたりします。こうした牛たちには、わずか数年の間に乳を搾り取られ、後はハンバーガーになる運命が待っています。自然な環境でなら二十五年も健康に生きられるにもかかわらずです。

四十年以上にわたり、官・業・学が三位一体となって綿密に構築した牛乳神話によって、数限りない子どもたちの心身がいかにむしばまれてきたか、その実態がおわかりいただけたでしょうか。しかし、おそきに失したとはいえ、そこから脱皮の燭光がほの見えてまいりました。

一九九六年、厚生省児童家庭局母子保健課で、改定「離乳の基本」(新)が作成され、四月から保育園などで実施する離乳食に適応されるようになりました。ほんのわずかではありますが、昭和二十年代から永年にわたる乳業主導の指針から脱皮する姿勢を垣間みることができるのは、子どもたちにとって喜ばしいことです。

まず、一歳以降に与える牛乳の量が、現行の一日四〇〇ミリリットル以上から、三〇〇～四〇〇ミリリットルと減少するように指示されています。これでも、まだまだ多すぎるのは否めませんが、将来的には、漸次減少の方向へ向かっていくものと思われます。

もっと注目すべきは、断乳の時期です。離乳の完了の時期は、通常生後十三カ月を中心とした十二～十五カ月頃である、とあります。これは赤ちゃんが一人歩きできる時期に相当し、一人で食べものを集められるようになる時期でもあります。ヒトに限らず、すべての哺乳動物にとって、自分で食べものを集められるようになるまでは母親の庇護が必要、つまり母乳が必要であることになります。

この大切な断乳の時期が、従前は生後十二カ月までにという、とんでもない設定がなされていたのです。ヒトも含めて、すべての哺乳動物にとって、歩けるようになる前に断乳するということは、その赤ちゃんの死を意味します。早期離乳、早期断乳のすすめの前提に、早く母乳をやめさせることによるフォローアップミルク普及の意図があるのは明白です。

フォローアップミルクは一九七五年発売の森永の「チルチル」をはじめとし、明治の「ステップ」、雪印の「つよいこ」、和光堂の「わこちゃん」、ワイスの「SMAフォロー」と各社が売り出しました。これらはすべて、出産率・出産数の低下による育乳需要の減少を少しでも食いとめる必要があって売り出されたものです。

このことで乳業を責めることは簡単ですが、それでは問題は解決されません。今こそ一人ひとりが、哺乳動物の一員としての自覚を持ち、育児の原点に立ち返って、何が正しいのかを真剣に見つめ直さなければならない最後の時と言えるのではないでしょうか。

おかずの選び方

肉を食べると短命になる

この頃の幼児は、小さいときからかなりの量の肉を食べているようです。幼児期からの肉の過食は健康上いろいろ問題がありますし、とくに海を渡ってくる輸入肉には十分に気を配らなくてはなりません。

一九八五年初頭のワシントンポスト紙は、プエルトリコでの子どもたちの性的異常を次のように報じています。

「アイリスは生後十七カ月。おむつをし、手におしゃぶりを持っているが、すでに生理が始まっている。マリアは生後十五カ月なのに大きな乳房を持っている。九歳のマニュアル少年は女性ホルモンが排卵期の女性より高い」

こうした性的異常が続出している原因として、米国の医師たちは第一に家畜に与える成長ホルモンを挙げています。成長ホルモンは、家畜を早く太らせて飼料効率を高めたり、肉質を柔らかくしたりするために使われ、健康よりも経済性を優先する食品産業界にとってはたいへん便利なものなのです。わが国では、こうした輸入牛肉も含めて、一九六〇年（昭和三十五年）には一人当たり五・二キログラム食べていた牛肉を、一九九一年（平成三年）には二八・九キログラムと、約五・五倍も食べている現状です。

そもそも、牛の体温は摂氏三九度台と人間よりもずっと高いのです。したがって、牛の体内で溶けている脂肪は、人体内に入ると溶解せずに皮下脂肪として沈着します。皮下脂肪が厚くなるからこそ、寒冷地の人々にとっては寒さをしのぐために肉食が望ましいわけで、寒さが厳しい土地であればあるほどその必要性が高まってくるのです。

温帯で生活している日本の子どもたちが、それと同じような食生活をしていては、肥満や高コレステロール血症を招くことにもなりますし、それが子どもの成人病や早死の原因ともなりうるのです。まして、ホルモン漬けの輸入肉を毎日のように食べつづけていたらどうなるでしょうか。わが国でもここ二十年の間に、女子の初潮年齢が平均九カ月も早まってきています。

生物学的な見地からみた場合、哺乳類の動物は大人になるまでの五倍は生きられるといいます。かつてのように二〇～二五歳で成人すれば、一〇〇～一二五歳まで生きられる可能性があるわけです。それが初潮なども含めて成熟が一年早くなるということは、それだけで寿命が五年短縮することを意味します。

「まごはやさしい」の食べ方

それでは、今の時代に、成人病を予防し、健全に育ってもらうためには子どもたちに何を食べさせればよいのでしょうか。

まず、主食はご飯にすべきです。そして、副菜には、吉村裕之さんが提唱しておられる、「まごはやさしい食」をおすすめしたいと思います。

「ま」は、豆です。大豆ばかりでなく、小豆などももっと食卓にのせてほしいものです。

「ご」は、ごまです。しかしごま油でとるのではなく、ごまそれ自体をとるのがよいと思います。

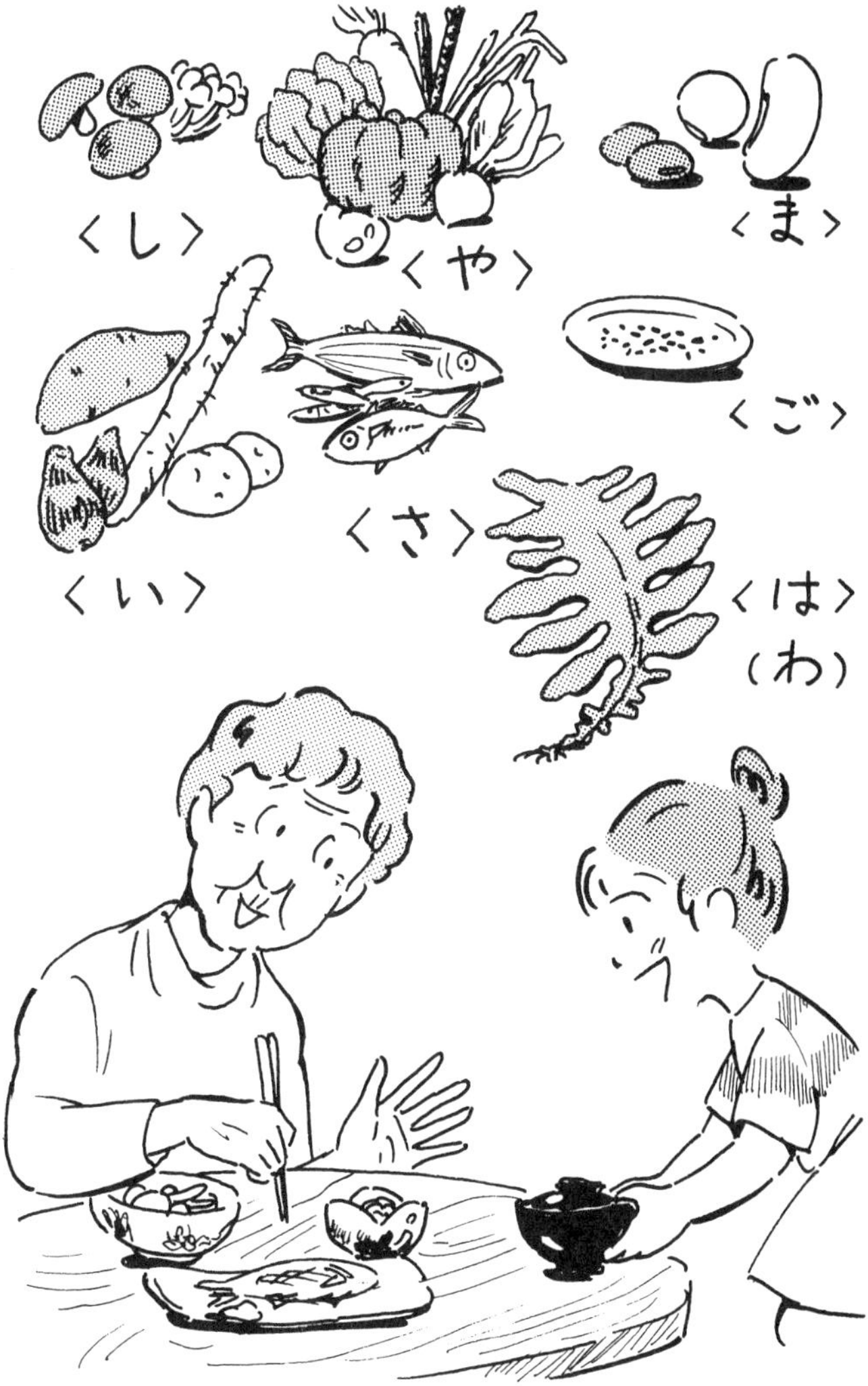
〈し〉
〈や〉
〈ま〉
〈ご〉
〈い〉
〈さ〉
〈は〉
（わ）

「は（わ）」は、わかめを主体とした海草類です。これらはミネラル、とくにカルシウム・鉄分の宝庫です。これから増加が予想される骨粗鬆症や大腸ガンなどの予防にも欠かせません。

「や」は、野菜。とくに新鮮な、季節に合った旬のもので、なるべく地場でとれたものを、そしてできるだけ低農薬の、緑黄色野菜を豊富にとることを忘れてはなりません。

「さ」は、魚。いわし、あじなど小魚を中心に食べるようにしてください。刺身や切り身になるような大型の魚はなるべく避けるべきです。

「し」は、しいたけなどキノコ類。

「い」は、いも類。じゃがいもばかりでなく、より古くから日本人に親しまれてきたさつまいも・さといも・とろろいも・こんにゃくなども食べましょう。

成人病を予防するために、カタカナの食べものを避けましょうと訴えているのが、優れた栄養学者である幕内秀夫さんです。たった五十年前まで日本人が食べつづけて身体に馴染んできた食べもののほとんどは、ひらがなや漢字で表示されていることをしっかり認識していただきたいものです。ご参考までに幕内さんが提唱している成人病予防および治療のための食品転換表の一部を次頁の表でご紹介しましょう。

〈表4〉

パン	→	ご飯
スパゲッティ	→	うどん
スープ	→	味噌汁
ハンバーグ	→	がんもどき
ムニエル	→	焼き魚
ハム	→	ちくわ
チーズ	→	豆腐
サラダ	→	おひたし
ジュース	→	麦茶
アイスクリーム	→	かき氷
ミルク	→	豆乳

私のところの診療では、お母さん方に「薬を食べさせてください。クスリを服ませない

でください」と言い続けて好結果を得ています。薬という字はクサ（草冠）が上にあり、木が下にあります。したがって、クサ（穀類・野菜・海草類など）を十分に、木（果物・木の実など）を少量楽しんで身体を楽にするのが薬です。小児成人病の予防には、毎日このような薬を食べることが必須の条件になります。不幸にして成人病になった時も、クスリ（医薬品）よりも薬を優先すべきなのです。医聖といわれたヒポクラテスは「食で治せない病気は、医もこれを治せない」と言っています。

この頃よく言われる「医食同源」という言葉も、ほんとうは「食医同源」と言うべきだと思います。ちなみに、私の診療所の入り口には、知人に書いていただいた「食医同源――医学は農学に学べ、農学は自然に学べ」という色紙がかけてあります。

体が喜ぶおやつを

アイスクリームの正体

厚生省が認可している食品添加物はアイスクリームに関連するものだけでも、八五品目あります。これを見ただけでも、今の子どもたちがいかにクスリ漬けになっているかがおわかりいただけると思います。

なぜ、アイスクリームにこんなにもクスリが使われなければならないのでしょうか。その秘密は原料にあります。私どもが子どもの頃、アイスクリームは貴重品で、めったに口にすることはできませんでした。本来アイスクリームは牛乳と卵と砂糖で作るものですから、昔は価格が高いのも当然だったのです。

ところが、現在市販されている一〇〇円前後のアイスクリームの原料には、もっとも安い大豆粕粉、そして糊料のＣＭＣ（繊維素グリコール酸ナトリウム）が大量に使われていると思わなければなりません。ＣＭＣは栄養素ゼロのうえ、食べ過ぎると下痢を起こし、発ガン性もあります。こうした粗悪な原料を食べやすくするために、多種多様の食品添加物が活躍します。それによって味わいや舌触りがよく感じられるようになるのです。

たとえば、アイスクリームには重合リン酸塩だけでも八種類許可されています。この重合リン酸塩は、一九五七年に食品添加物として許可されてからまたたく間に広がり、アイスクリーム以外にも果汁飲料、清涼飲料、缶詰、めん類、チーズなど各種食品に濫用されるようになりました。このクスリの特徴は、色素の褪色変化防止、金属臭や金属味の除去、乳化の安定、難溶性物質の結晶析出防止、食品の柔軟化などで、食品メーカーにとってこれほど便利なものはないでしょう。その反面、それをとった子どもたちの体からは、リン酸カルシウムの形でカルシウムが失われてゆくのです。ただでさえ、野菜、海草、小魚など、よいカルシウム源の摂取量が減っている子どもたちに、さらに悪影響を及ぼすことになります。

こうして、子どもたちの手足の骨が折れやすくなり、虫歯が増えてきて、頭蓋骨だけが健全であることはありえないでしょう。そうしたもろく弱くなった頭蓋骨で庇護されている子どもたちの脳の働きはどうなるのでしょうか。

また、アイスクリームには、着色料も様々なものが多く使われていて問題です。一九四八年から五七年にかけて、厚生省は二五種類のタール系着色料を許可しています。そのうち、現在使用されているものは、一一品目です。何と過半数が、長年使われたあげくに使用を禁止されているのです。禁止の理由は主として肝臓障害（肝ガン、肝硬変など）があげられますが、その他、膀胱障害、腎細尿管の変化、大腸の慢性潰瘍、成長阻害、死産増加などきわめて多岐にわたっています。タールといえば、煙草のヤニの主成分ですし、医師の間では動物実験で発ガン物質として使用されていたものなのです。それが食品中に加えられて子どもたちが毎日口にしていればどういう結果をもたらすか、とくに女子の場合、将来の出産への影響が憂慮されてなりません。

このように食品添加物の塊といってもよい市販のアイスクリームの多くが、子どもたちの健康にとって好ましいなどとは、とても考えられないのではありませんか。すでにノルウェー政府は、一九七八年に人工着色料を全面禁止しています。

見逃せないことは、こうした食品添加物によって素材の粗悪さを塗りかくすことができることです。そうした見せかけだけの色鮮やかさや口当たりのよさに惑わされることなく、ほんとうの食べものを子どもたちに用意してあげてほしいものです。

砂糖の害

ここで、図4と図5の二つのグラフを見てくらべていただきましょう。これを見て、この二つのグラフの曲線の間に相関関係がないと言い切れる方は、まずいらっしゃらないでしょう。

図4　三大成人病総死亡率
（人口10万人当り）

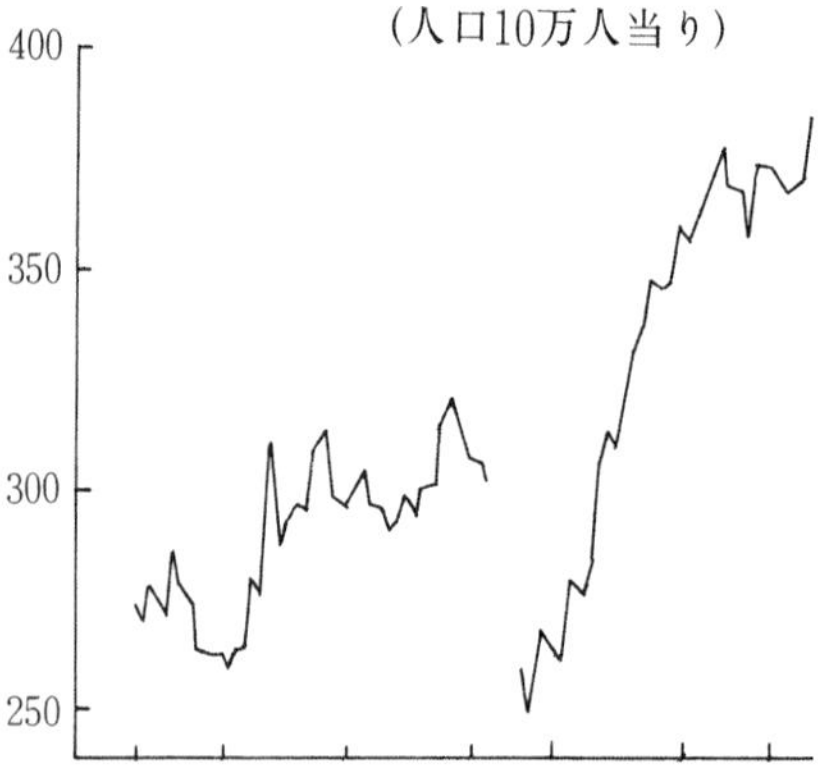

図5　国民一人当り年間砂糖消費量(kg)

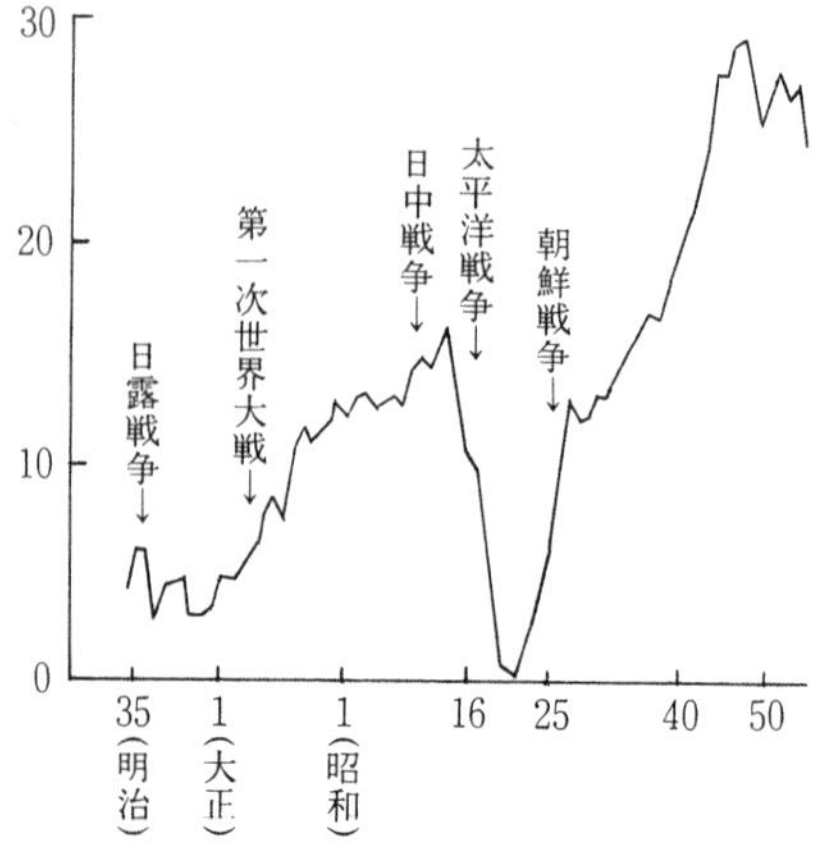

実は、図4のグラフは脳血管障害・ガン・心不全による年間死亡者数を示し、図5のグラフは砂糖の年間消費量を示しているのです。つまり、わが国における三大死因と砂糖消費量との間には密接な相関関係が認められるということです。

こうした観点以外からも、砂糖の弊害を説かれる方々は少なくありません。そのうち、私が心から尊敬している元日本大学薬理学部教授の田村豊幸さん、岩手大学教育学部教授の大沢博さんの説を披露させていただきます。

田村さんは大量の砂糖を体にとり入れることで起きる害を、カルシウム欠乏症の面からとらえておられます。動物実験をくり返した結果、「砂糖水を飲ませておいたネズミは、ピンセットでちょっと触っただけでもガチッとかみついてくる興奮性が出てくるんですね。砂糖水を飲んでいない方はそんなことはない。もちろん、これもカルシウム欠乏のせいです」と言っておられます。砂糖水をとりつづけたネズミを解剖すると、内臓が破裂して中にガン細胞がつまっていたり、免疫力や自律神経機能と密接な関係をもつ副腎皮質の働きが低下しているのです。また全身の骨が折れやすくなっており、とくに頭蓋骨がもろくなっていることから、その中にある脳の働きも当然低下することが考えられます。

動物実験をそのまま人体に当てはめることは必ずしも妥当とは言えませんが、私にはコーラやスナック菓子を片手に町をうろついている非行少年の姿と無関係とは思えないのです。

岩手大学教育学部教授の大沢博さんは、岩手県の高校生と同年齢の少年院生との清涼飲料の摂取量を比較して、その結果を報告しておられます。それによると、一般の高校生は最高の者で一日五本飲んでいます。これでもかなりの摂取量ですが、少年院生の中には入院前に一日二〇本飲んでいた者が複数いるのです。大沢さんの調査では、一日六本以上の清涼飲料を飲んでいる子どもは全員が非行少年ということになります。

さらに大沢さんは、砂糖による大きな障害として、カルシウム欠乏症とともにビタミンB_1欠乏症と機能性低血糖症をあげ、そのうちもっとも恐ろしいのは機能性低血糖症であると言っておられます。糖質は脳の活動上きわめて大切なものです。したがって、低血糖症になると、空虚な感じになって適切な判断力を失い、イライラがつのって異常行動や非行などに走ることが多いのです。

ところで、砂糖をたくさんとるとなぜ低血糖になるのか、不審に思われる方も多いでしょう。それはこういうことです。三〇〇万年にわたる人類の歴史の中で、長年にわたってとりつづけてきた食べものに対しては、それぞれの組織がうまく対応して調節できる仕組みになっているのです。日本人にとって、同じ糖質でもコメなどに含まれているものは稲作文化の長年の歴史がありますから、それを調整する膵臓の働きが円滑に営まれます。これに反して、食文化の歴史が浅い砂糖を大量にとると、膵臓はそれに対応できなくなります。砂糖を大量にとると血糖値が急激に上がる、するとそれを下げようとして必要な量以上のインシュリンが分泌されて血糖値が急激に下がってしまうのです。こうした状態がくり返されると膵臓の働きが狂って、慢性的な低血糖症、機能性低血糖症を招くというわけです。

さらに恐ろしいのは、母親のとった砂糖が胎児にまで影響を及ぼすことです。それ以前の問題として、甘いもの好きの女性には排卵が起きない人の割合が増えているという報告もあります。赤坂レディスクリニック院長の阿部豊さんは、「今、出生率が一・五〇（東京都では一・二七）といわれますが、これは甘いもののとりすぎによる不妊症で、子どもを作りたくても作れない人が増えたせいもあるのではないか」と言っておられますが、私も同感です。

一方、これらの意見に反対する方々もあります。たとえば東京大学医学部名誉教授の細谷憲政さんは、「昔は薬として使ったし、高山で酸素が欠乏して消化吸収機能が損なわれたときに、砂糖をたくさん入れた飲みものを飲むと回復するなどメリットもある（原文のまま）」と言っておられます。

しかし私は、砂糖がクスリだからこそ、たくさんとっていただきたくないのです。今、ごく平均的な日本人の家庭で一日に平均一〇〇種類、約一五グラムの食品添加物をとっていると言われています。これだけでも心身の健康上さまざまな害がとりざたされています。その上に大量の砂糖（クスリ）をとり入れたらどういう結果を生み出すでしょうか。

日本人は一日に一人平均八五グラムの砂糖を摂取しているのです。ジュース一缶に二五グラム、ショートケーキ一個に三〇グラムの砂糖が入っています。こうしたものを毎日のようにとっている子どもたちを黙って見すごしてよいものでしょうか。これが子どもたちの無気力・無感動・無関心を生み出している一因にもなっているのではないでしょうか。

さらに砂糖のとりすぎは、ひいては早ぼけの危惧にもつながってくるのです。

東京都杉並区の浴風園という老人施設で痴呆性老人と健全な老人を対象に行った調査によると、痴呆性老人の八〇パーセント以上が甘い菓子類をよく食べていたと答えたのに対して、健全な老人でそう答えているのは四〇パーセント以下でした。二十一世紀を担う子どもたちの未来を少しでも明るくするために、乳幼児（胎児も含む）のうちから心して砂糖の摂取を控えていただきたいものです。

たった一昔前まで、日本人の食卓にはカタカナの食べものが出ることはほとんどありませんでしたが、これはおやつについても言えることで、日本人が馴染んできたおやつを食べるのが、健康保持の面で望ましいのです。

そこで、カタカナのおやつを次のように変えてみてはいかがでしょうか。

パン ――→ おにぎり
ピザ ――→ お好み焼き
アイスクリーム ――→ かき氷
ケーキ ――→ まんじゅう
シュークリーム ――→ 大判焼き
クッキー ――→ せんべい
スィートポテト ――→ 焼きいも
ジュース ――→ 麦茶
ミルク ――→ お茶

なお、カタカナの食べものには、アルコールが使われていることが多いのも要注意でしょう。保存がきくようになることと、習慣性をつけて売り上げを伸ばすことがその目的です。たとえばチョコレートケーキには三・四三パーセント、炭酸飲料には〇・六四パーセントのアルコールが含まれています。こうしたおやつを食べつづけていれば、将来的に子どもたちがアルコール依存症になることも憂慮されます。

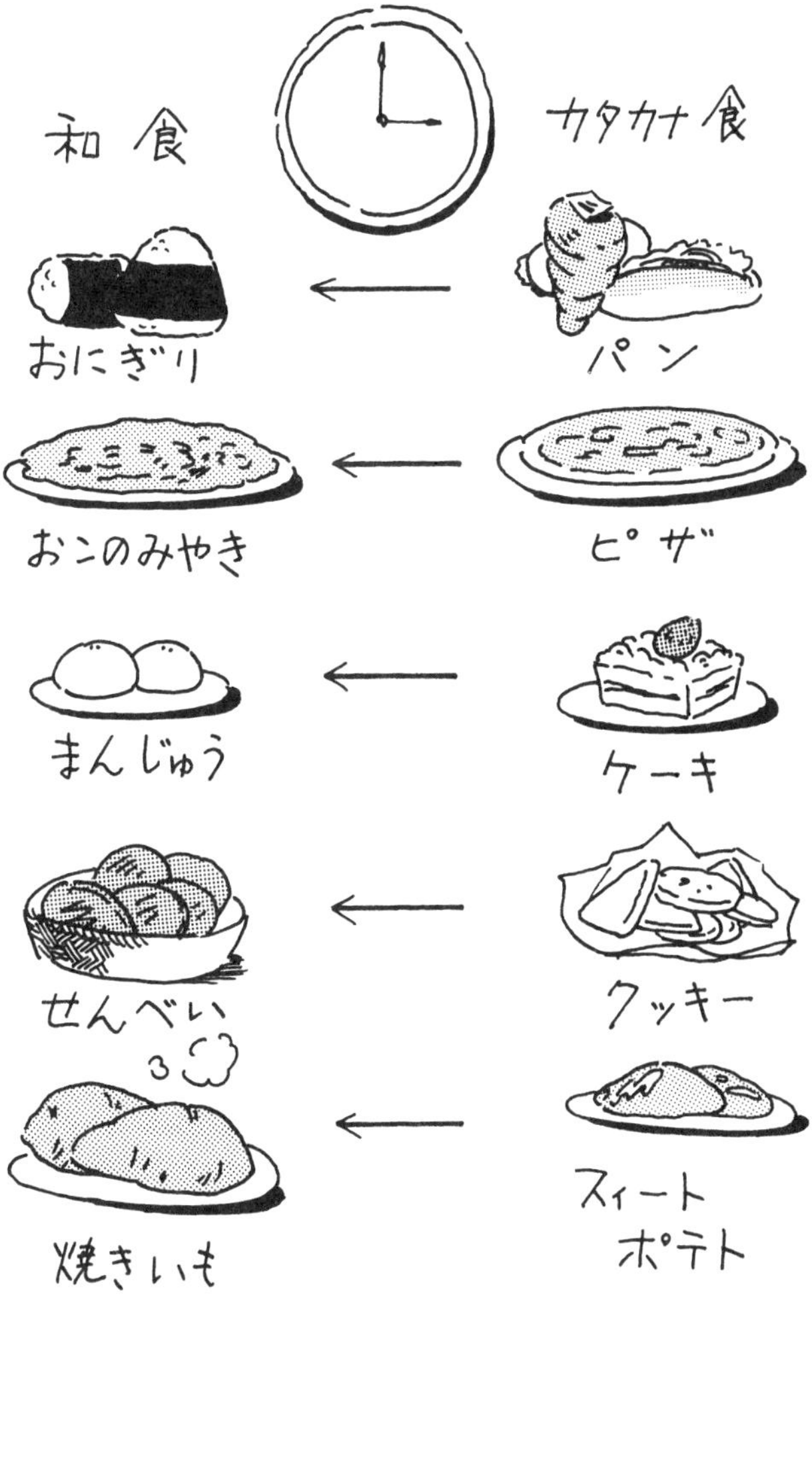
和食
カタカナ食
おにぎり
パン
おこのみやき
ピザ
まんじゅう
ケーキ
せんべい
クッキー
焼きいも
スィート
ポテト

IV 動と気の食育

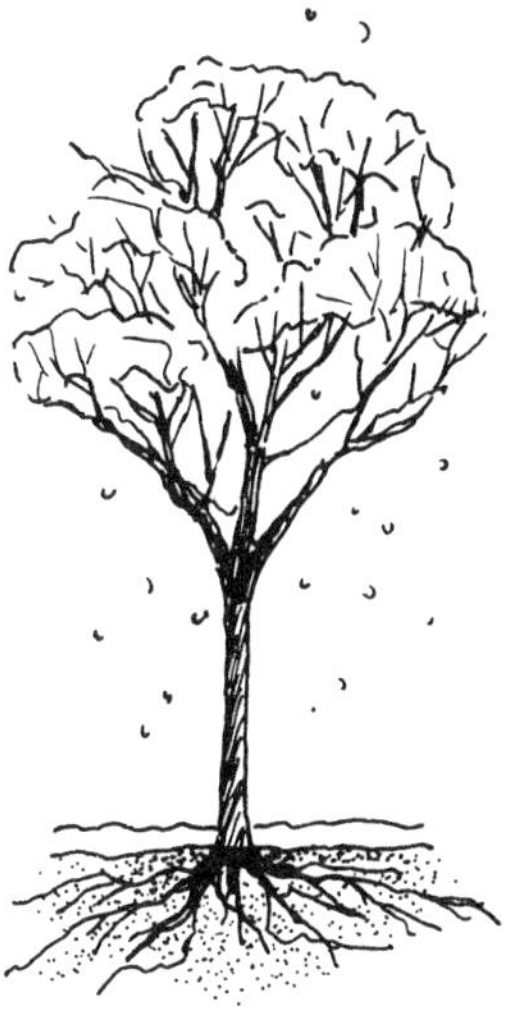

咀嚼の重要性

よく噛むことは長寿の秘訣

『椿姫』などで有名なアレクサンドル・デュマという作家は『料理大事典』という本も書くほどの料理好きの人ですが、彼は「人は食べもので生きるのではない。消化されたもので生きるのだ」と言っています。食べたものを血や肉にするためには、うまくそれが活かされていかなければなりません。ところが現代栄養学では、食べものが口に入る前の計算は緻密にしていますが、それがどのようにして血となり肉となるかということへの配慮は欠落しています。

食べものが消化されるための過程で、自分でできることは非常に限られています。喉もとを過ぎたら、その食べものに関して自分では何もできなくなってしまうわけですから。

そこで、口の中にある間にその食べものをどう活かすかということが、非常に大切な問題になってきます。たとえば、焼け焦げを食べたとしても一向に問題はありません。ただし、それには一つ条件があります。「よく噛む」ということです。

昔、秋刀魚《さんま》を真っ黒焦げにして食べても、それでガンになった人はいませんでした。それは、昔の人たちが食べものをよく噛んでいたからです。

焼け焦げを二つのシャーレに入れ、片方には水を浸しておき、もう片方には唾液を浸しておくとどうなるかという実験があります。それによると、水を浸した方は発ガン物質がそのまま検出されますが、唾液を浸した方の焼け焦げの発ガン物質はほとんどなくなってしまいます。ですからよく噛みさえすれば、口の中には唾液がたくさん分泌されますから、多少の焼け焦げなどは何の問題もないのです。

この唾液の中には、パロチンという老化防止ホルモンも含まれているので、よく噛むことは長寿にも結びついてきます。同時に、条件反射によって腸液の分泌も高まりますから、食べたものが小腸に送られていったときに、その吸収率も高まってきます。

よく噛むためには、素材が固くて大きなものでなければなりません。柔らかいものばかり食べていては、噛むということがだんだんおろそかになってしまいます。ましてジュースや牛乳など流動食的なものでカロリーを補ってはいけないということになります。

また、ものを噛むときには、下顎の方を主体として使うわけですから、あまりよく噛まないでいると下顎が発達せず、小さくなるわけです。そうすると上顎と下顎のバランスが崩れる咬合不全、いわゆる噛み合わせが悪くなるのは、当然の話です。ある歯医者さんは、今の小学生五人のうち四人は咬合不全であり、それは小さいときからの咀嚼《そしゃく》不足に起因すると言っておられます。

赤ちゃんの頃から固いものを

III章の牛乳の項でも触れたように、いろいろなことが咀嚼と関わりをもっているわけですが、それは、生まれたときからの問題でもあるわけです。

子どもは生まれて間もない、歯のまだ生えない赤ちゃんのときから、歯ぐきで噛む動作を始めているのです。赤ちゃんがおっぱいを飲むときには、上顎と下顎を噛むように動かしています。生まれて初めて口に含むものがお母さんの固い乳首であるか、柔らかいゴムの乳首であるか、すなわちお母さんの乳首の細い孔か、ゴムの乳首の生物学的にありえない大きな孔かで咀嚼力に大きな差が生じてくるのは言うまでもないことでしょう。その意味からも、母乳哺育の大切さがわかります。

母乳栄養児と人工栄養児をくらべると、おっぱいを吸う力である吸啜《きゅうせつ》力、つまり将来的に咀嚼力になる力の差は、六〇対一ということです。母乳の子は粉ミルクの子どもの六〇倍も努力しながら一生懸命吸っているから、当然顎も鍛えられていくし、舌もよく使えるようになるのです。

そして離乳期に入って与えられる離乳食が、母親の手作りのものであるか、ドロドロのベビーフードであるかによって、またその差が拡げられてゆくのです。

私は医科歯科大学生時代に、小児科の講義は平成天皇の侍医であった太田敬三先生に受けました。太田先生は離乳食を与えるときに、例として卵黄を挙げられ、決してドロドロに溶いて与えてはならない、なるべく口の中に広がるようにパサパサの状態で与えるようにと言われました（今は、離乳食初期にはなるべく卵黄は使用しない方がよいとされています）。今でも、三十六年も前の先生のお言葉がはっきりと耳に焼き付いています。

同種の離乳食であっても、ドロドロのものとパサパサのものでは、確かに顎の発育に大きな差が生ずるものと思います。今は、少しでも食べやすいよう、食べやすいようにと離乳食を作っていますが、これは一見子どものためを思っているようでいて、実はまったくの逆効果となっているのです。離乳食に柔らかすぎるものを与えることが、ひいては幼児食や学校給食にも及び、咀嚼力が弱く歯の咬み合わせの悪い子どもたちを生み出してゆくのです。

よく噛むことはまた、直ちに脳への刺激ともつながってきます。子どもの頭を本当の意味で良くするには、小さいときからよく噛み、よく手足を使うことが一番大切だと考えています。そうして十分に脳への刺激を与えて、体の受け入れ態勢を整えてから徳育や知育を施してゆけばよいのです。今はこれが本末転倒しているように思われてなりません。食育の大切さをしっかり把握し、教育の本来の姿を取り戻すよう、乳幼児期から咀嚼の大切さをしっかり認識していただきたいものだと思います。

血の流れをよくする

足は第二の心臓

人間の体には網の目のように血管が張り巡らされていて、そこでは体重の一三分の一という量の血液が、休むことなく移動しつづけています。大人の場合は人間一人の血管を一本につなげると、その長さは約九万六千キロメートルもあるのです。

この、地球二周半もの長さに匹敵する長大な「生命の川」では、赤血球が酸素を運び、白血球が病原体を駆逐し、熱や栄養分から老廃物に至るまで、およそ生命維持に必要なすべての運搬が行われています。

ですから、この「血」をよい状態に保つことと同時に、その流れをよくすることによって、当然、人間の生命力は高まるのです。食べものによってつくられた血の流れを絶えずよくしておかないと、せっかくの「きれいな血」の意味がなくなってしまいます。

言い方を変えれば、人間の体に備わっているさまざまな機能というものは、体をしっかり動かし、血をよくめぐらせることによってはじめて、うまく働き、生きてくるようにできているのです。

ところが、今の子どもたちは十分に体を使うということをしていません。思いっきり体を使うような遊びも欠落しているし、昔の子どものように家事を手伝うこともあまりありません。しかも、乳母車やバギー、自転車、自動車が普及したせいで、今の子どもたちは生まれたときからほとんど歩く必要のない暮らしをしています。こうした状況は子どもたちに何をもたらしているでしょうか。

「足は第二の心臓」と言われるのは、止まるところを少なくする、つまり歩くことによって全身の血液循環が助けられることからきている言葉です。しかも、よく歩く子どもは当然のことながら、下肢の血液循環がよくなります。そして、ごく自然な形で、理想的な「頭寒足熱《ずかんそくねつ》」の状態が保たれることになるのです。

今日、子どもたちの体力は低下の一途を辿っています。背骨は曲がり、疲れやすく、気力に乏しい子が明らかに増えているのは、「歩く」機会が決定的に不足しているせいもあると考えられます。

このように足と健康には、きわめて密接な関係があります。ぜひ大人も子どもも、日常的に「歩く」ことを習慣にしてほしいと思います。

ただし、歩くときに大切なことは、できるだけ土の上を歩くということです。硬いアスファルトやコンクリートの上を歩くときには、膝や腰、脊椎、とくに頸椎には想像以上に大きな衝撃が加わっています。現代では、それが体の歪みの原因になっていることが少なくないのです。

ですから土の上を歩けない場合は、踵に厚みのある、しっかりとした靴を選んで、硬い地面の衝撃から、体を守るようにしましょう。

手は第二の脳

足が「第二の心臓」だとしたら、「第二の脳」と言われているのが、手です。

最近は、子どもたちの手先が不器用になってきていて、ナイフで鉛筆が削れない、卵が割れない、手で水をすくえないなど、さまざまな現象が話題になっています。しかし、これも学校の勉強ばかり優先させて、家の手伝いをさせなくなったことが、大きな原因なのではないでしょうか。

昔のように子どもが当たり前に家の手伝いをしていた時代には、雑巾をしぼったり、床を拭いたり、米を研いだり、靴を磨いたり、子どもたちは家事を通して自然と起用に手先を使うことを覚えていました。こうした機会を奪っておいて、子どもが不器用になったことを嘆くのはおかしいと思うのです。

もともとヒトは手先を器用に使うことで、脳を発達させてきました。手は使えば使うほど脳に刺激を与えるものなのです。小さい頃から知育偏重で、手足を動かさずに頭でっかちの子どもにしてしまったら、成長するにしたがって息切れして無気力になっていってしまっても、当然なのかもしれません。

限りない可能性をもって生まれてきた子どもたちを、真の意味で伸ばしてあげようと思ったら、机に向かってする勉強よりも、生活学習や自然体験の方を優先するべきでしょう。とくに小さい頃は頭ではなく、手足をしっかり使うこと。そのような土台づくりによってこそ、子どもが持って生まれた豊かな才能が芽吹くということを、どうか忘れないでください。

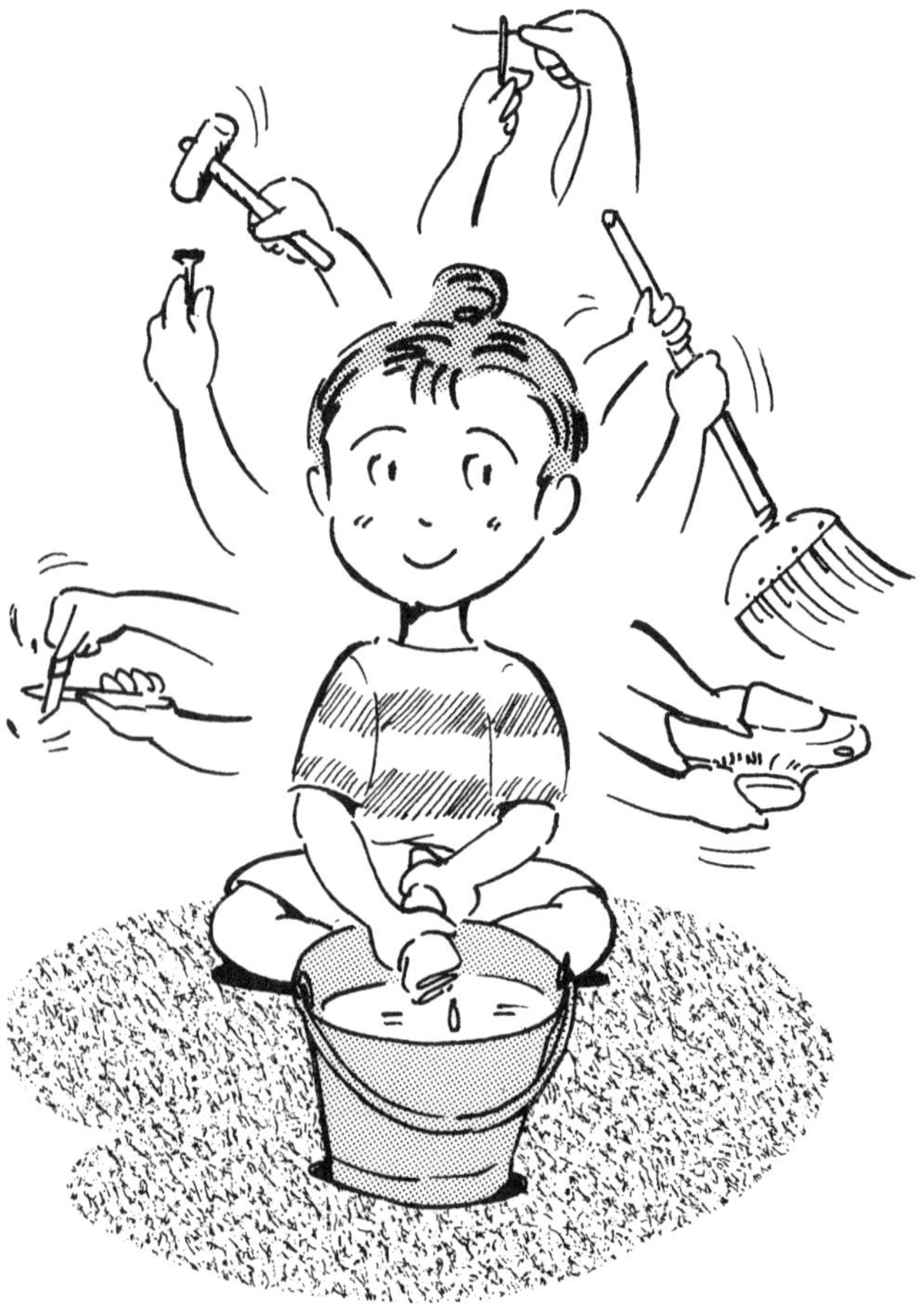

外遊びを十分に

子どもたちの手足、体をもっと自然な形で十分に動かすには、何といっても外遊びが最高です。昔ながらの広い原っぱで、しかも横並びでなく年齢差のある縦型の子ども集団で、全身を使ってするような外遊びが、子どもの健康な体づくりの土台として一番望ましいのです。

しかし、今の時代は外遊びがしたいと思っても、子どもたちが群れて遊ぶことのできる原っぱもないし、庭先や路地裏のようなちょっとした空間ですら、なかなかありません。また、群れをなす遊び相手もそうそう見つかりません。みんなそれぞれに塾や習い事、水泳などのスポーツ教室通いでスケジュールがぎっしり詰まった忙しい日々を送っているからです。少子化現象で子どもの数が減ってしまったうえに、自由に遊ぶ時間がない子どもばかりなのです。

しかし、子どもの体のためには、スポーツ教室で教えてくれるようなスポーツ以前に、鬼ごっこやかくれんぼなど、群れをなしての外遊びの方がずっと大切です。次に何が起こるか予測できない鬼ごっこやかくれんぼのような外遊びでなければ、全身の筋肉がまんべんなく使われないからです。

それに人間も動物ですから、敵が後ろから来るか、前から来るかわからないといった事態に体を対応させる訓練はとても大切です。子ども同士の遊びの中でそういった体の使い方を学習することで、全身の筋肉が過不足なく鍛えられてゆくのです。

最近では、外遊びよりも家の中で遊ぶことが増え、子どもの健康にとって当たり前でない状態が当たり前になってしまっています。これは子どもが変わったというよりも、子どもをとりまく生活環境があまりにも変わってしまったせいでしょう。

都会では困難なことなのかもしれませんが、とにかく遊び場がほしい、原っぱがほしいと私は願ってやみません。雑草が生え、虫が飛んでいる、子どもの天国がほしいのです。そしてそこには、まちがっても除草剤や殺虫剤を振りまいてほしくありません。土、水、空気、日光ができるだけ自然に近い環境が望ましいのです。

こうした環境の中にあってこそ、子どもたちが自分で遊ぼうとする意思が培われていくのです。大人が敷いたレールの上でなく、自由にイマジネーションの翼をはためかせて目をキラキラ輝かせ、子ども自身が創り出すような遊びを、生き生きと始めるようになるのです。

スポーツの落とし穴

それに対して、スポーツの場合は大人がルールを決めていて、使う筋肉も限られていま す。子どもたちが外遊び以前にこのようなスポーツを始めることは、決して望ましいことではないのです。

最近は、子どもたちの「スポーツ障害」が増え続けています。これは使いすぎ症候群と呼ばれるもので、たとえば、肩の使いすぎによる〈水泳肩〉〈野球肩〉、バスケットボールやバレーボール選手に見られる〈ジャンパー膝〉などです。他に疲労骨折なども、よく見られるようになりました。

こうした事態を招いている原因として、スポーツ医学を専攻している方の多くは、子どものスポーツが、実は子どものためのスポーツになっていないことを指摘しています。子どもの生理や感覚、個性に対する配慮のないスポーツ指導が、逆に子どもに害を与えるものになってしまっているのです。

また、こうしたスポーツ障害には別の側面からの要因も挙げられるでしょう。かつて私が小中学生の頃には、みんな今の子どもたちよりずっと過激な運動をしていましたが、そのために骨折する子どもも、腰痛や背痛を訴える子どももほとんどいませんでした。当時は小さい頃から、その発達に応じた必要十分な体づくりが、日常生活の中で自然と行われていたからです。スポーツを問題にする以前に、健康な体の土台づくりすらできないような環境に今の子どもたちが置かれているという点も、無視することはできないと思います。

「気」を食べる

呼吸は腹式で

人間の健康と食べものの関係を考えるとき、私は空気も、広い意味では食べものと解釈した方がいいのではないかと思っています。人間は、二十五日食べないと死んでしまう、五日水がないと死んでしまう、五分空気がないと死んでしまう。こう考えると、広い意味で「食」という体にとり入れるものを考える場合に、「気」ということも非常に大切で、空気をいかに取り入れていくかということを抜きにして「食」を考えることはできないと思います。

空気をとり入れる、つまり呼吸では、文字どおり「呼」、すなわち吐く方が大事です。吸うのは天の気とも言って、自然に入ってきますが、吐くのは人の気で、努力しないと吐き出せません。さらに言えば、どんなに努力して吐き出したとしても、一〇〇パーセント呼気を出せるわけではありません。肺の中には必ず空気は残ります。それを残気といいますが、その残気をいかに少なくするか、つまり呼気をたくさん出すことによって、空気の入れ替えが、それだけよくなってくるわけです。一呼吸、一呼吸でいかに深く息を吐き出せるかどうかということが、一生を通じてみると、健康上で非常に大きな差になって出てきます。

それでは、「呼」を強くするにはどうしたらよいかということになりますが、これは腹式呼吸に徹する以外に方法はありません。つまり、胸郭で息を出すのではなく、お腹を引っ込めるようにして深く息を出すのです。日常的にこのような腹式呼吸による深呼吸をすることができればいいのですが、そうはいっても実際にはなかなか難しいと思います。そこで私がおすすめしてるのは、歌を歌うことです。

歌うときには、お腹の底から息を思いっきり出すような呼吸が必要になります。

群馬県立がんセンター東毛病院小児科の館野幸司さんは、アレルギー性疾患の治療に一生懸命取り組んでおられますが、喘息の管理に音楽、とくに歌を活用しておられます。ご推せんの歌に、フェルマータ唱法とマルカート唱法を取り入れて、「喘息音楽」というカセットテープも作っておられます。

A面には『大きな古時計』が入っています。〈おおきなのっぽのふるどけい〉の最後の「い」を思いっきり伸ばして歌います。するとお腹が引っ込みます。吸う方は力を入れなくてもすぐ入ってきますから、自然に都合の良い深呼吸になるわけです。これはフェルマータ唱法です。

B面には『山の音楽家』が入っていて、こちらはマルカート唱法です。息はつなげながら、言葉を切って歌います。〈キュキュ、キュ、キュ、キュ、キュキュ、キュ、キュ、キュ、いかがです〉の「キュ」のところを「ス」で歌うようになっていますが、息を切らないように息継ぎをしないで〈スス、ス、ス、ス、スス、ス、ス、ス〉と何度も歌うと、お腹は必ず引っ込んできます。

これは大人でも、また喘息の方でなくても、非常に効果が上がります。たとえば、ちょっと食べすぎたようなとき、この歌い方をするだけでもすっと楽になります。

呼吸でさらに大事なのは、気持ちの持ち方次第で同様の深呼吸ができるということです。いわゆる喜怒哀楽のうちの喜びと楽しみの部分を、食卓でも日常の生活でもいつでも持ちつづけるように努力をすることがその秘訣です。つまり、喜びと楽しみとを組み合わせると「笑う」ということになります。

大きな声で笑ってみればすぐわかりますが、笑うときにはお腹が引っ込んで腹式呼吸をしているわけです。ですから、日常的に笑いのある家庭というのは、いつも深い呼吸をしているから、家族みんなが丈夫だということになります。「笑う門には福来る」「一笑一若（ひとつ笑うとひとつ若くなる）」というのはまさに真理なのです。

逆に子どもを叱ってみればすぐわかりますが、そういうときはお腹が出ています。つまり呼吸が浅くなっているのです。シクシク泣いているときも同じです。怒ったり悲しんだりしながら食事をしても、それでは食べたものがよい血や肉にはなりません。そういう浅い呼吸をしているとき、人の心と体は免疫力を低下させるような、バランスの崩れた状態になっているのです。

ですから、ご家庭の中で子どもが少しでもたくさんの「喜び」や「楽しみ」を感じられるよう、心がけていただきたいと思います。

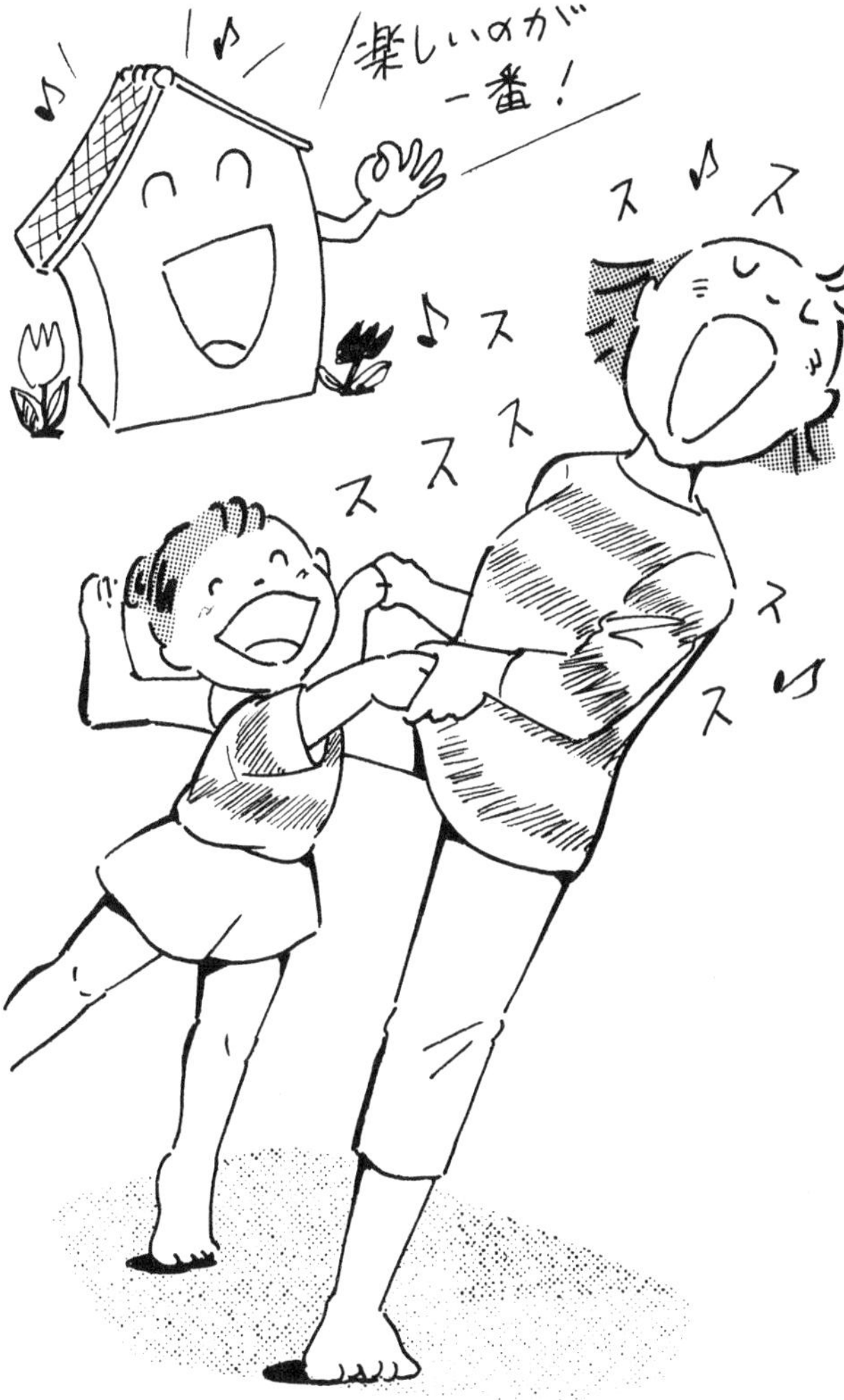

楽しいのが一番！

感謝の心も体を育む

「気」ということを考えるときに、もう一つ大事なことは、プラス思考を持つということです。「プラス思考を持つ」ということは、必ず物事のよい面を見て、よい方に考えていくということです。これは「感謝の気持ちを持つ」ということにもつながります。いつも感謝の気持ちを持ち、愚痴をこぼさずに生きるということも、子どもに教えたい姿勢の一つです。

これらの心の持ち方を習慣にしたうえで、よいものを食べ、よく歩き、しっかり呼吸する。そうすれば、子どもは丈夫に、健やかに成長していけるはずです。また、かりに病気になっても、それを自然治癒力で克服する力がついてくるでしょう。

もちろん、小さな子どもに「プラス思考」とか「感謝の心」といってもわかりませんから、これは、親自身が実践していくことで、子どもに伝えていってほしいものです。

たとえば、私たちは他の動物や植物の生命をいただいて生きているわけですから、食事のときには「いただきます」と「ごちそうさま」という感謝の気持ちを表す言葉が必要です。また、食べものは自分で集めてくるのが原則とはいっても、それは今の都会人には無理ですから、私たちに代わって低農薬の季節の野菜を作ってくださる農家の人々や小魚を採ってきてくださる漁村の人々、それからそういう素材をもとにして調理をしてくださる人に対する感謝を身につけさせるためにも、食事はやはり手作りの心のこもったものであることが望ましいと思います。

子どもというものは、口でいくら言っても、親の言う通りにはならないものです。そして、親の言う通りにはならずに、親のする通りのことをするようになるものなのです。だから、親がこうしてほしいと思ったときには、まず親が実際にそれをやっていけばよいのです。

波動の食品学

人間というのは、好きな動物があったり、嫌いな動物があったり、同じ犬でも、好きな犬、嫌いな犬があったりします。人間同士の場合は、もっとはっきりと、あの人は虫が好くとか虫が好かないとか、いやな人だとか、いい人だとか感じるものです。

そういう印象というのは、数値には表せないものですが、それがどういうふうに伝わるかというと、何か目に見えない波の流れ、つまり波動によって伝わってくるものだと思います。よく第一印象などと言いますが、いわゆる五感、六感というものでキャッチしているわけです。

そこで、これを理屈でいうのはむずかしいことなのですが、印象のいいものというのは、やはり自分の体にとってもいい方に作用するのだと思うのです。たとえば、同じ音楽でも子どもの拍動数は速いですから、マーチのようなややテンポの速い音楽の方が合っています。年をとって脈拍がゆっくりになってくると、ゆったりした音楽を好むようになるということがあります。このようなことは、およそすべてのことについて言えます。

食べものにしても同じようなことが言えます。いくら穀類や野菜が体によいといっても、誰にも自分の好きなものと嫌いなものが必ずあるはずです。その場合に、食べるときの印象が好ましかったり、おいしいと思って食べたりすることの方が、嫌いなものを無理に食べるよりは体にとっていい、ということが言えます。

それをさらに一般化すると、すべての食べものの中で、ヒトに合った食べものと合わない食べもの、とくに日本人の体に合った食べものと合わない食べものがあると思います。

そういうことを数値で表せたら、非常にわかりやすくなります。

一九八九年、アメリカのロナルド・J・ウェインストックが波動を数値化することに成功し、MRAという波動を測定する機器を開発しました。それを用いてMRA総合研究所所長の江本勝さんが、ヒトの心身の波長に合った食べものの研究をすすめておられます。

MRAによると、人体にもっとも好ましいものがプラス二一、もっとも好ましくないものがマイナス二一で表示されます。それらのうちから、いくつかの例を挙げてみましょう。

表5　粥の波動数値

免疫に対する波動	
+15	土鍋で作った粥
+ 6	アルミ手鍋で作った粥

表6　加工食品の波動数値

免疫に対する波動	
+ 3	白砂糖
+18	黒砂糖
+10	白　酢
+19	黒　酢
+13	白味噌
+17	黒味噌

表7　電子レンジの波動数値

免疫に対する波動	
＋10	普通にフライパンで焼いたハンバーグ
＋ 6	普通に電子レンジにかけたハンバーグ

表8　ハンバーグの波動数値

免疫に対する波動	
－ 4	レトルトハンバーグ
＋10	手作りハンバーグ
＋16	愛情の言葉を聞かせたハンバーグ
－ 6	怒りの言葉を聞かせたハンバーグ

これらの表からわかるように、たとえば、お粥を作った場合に、これを免疫・ストレス・抑うつに関するもののうち免疫に対する反応としてその波動を測定してみると、土鍋で作ったお粥がプラス一五なのに対して、同じ米を使ってもアルミ鍋で作った時は、プラス六に落ちてしまいます。

ハンバーグというのはもともと体にとってそんなにいい食べものではありませんから、やはりフライパンで焼いたハンバーグでもプラス一〇くらいの表示しか出てきません。ところが、これを電子レンジで調理してしまうとプラス六に落ちます。さらにレンジから出すのが遅れたりして、過度にレンジで調理をつづけてしまったハンバーグというのは、マイナス二になってしまいます。

また、同じように肉を使ったハンバーグでも、手作りはプラス一〇に対して、レトルトになるとマイナス四と、かなり大きな差が出てきます。さらにイライラしたり疲れたりしているときに「何でこんなにめんどうくさい料理をしなければいけないの」などと言いながら手作りしたハンバーグはマイナス六であるのに対して、「おいしそう」「いい香りがする」「早くみんなと一緒に食べたいわ」などのやさしい言葉をかけながら作ったハンバーグは波動がプラス一六にも高まります。

こうしてみると、口に入る前の数値のみにとらわれた現代栄養学が、いかに一方的で誤ったものであるかが理解できると思います。

V

子どもの未来のために

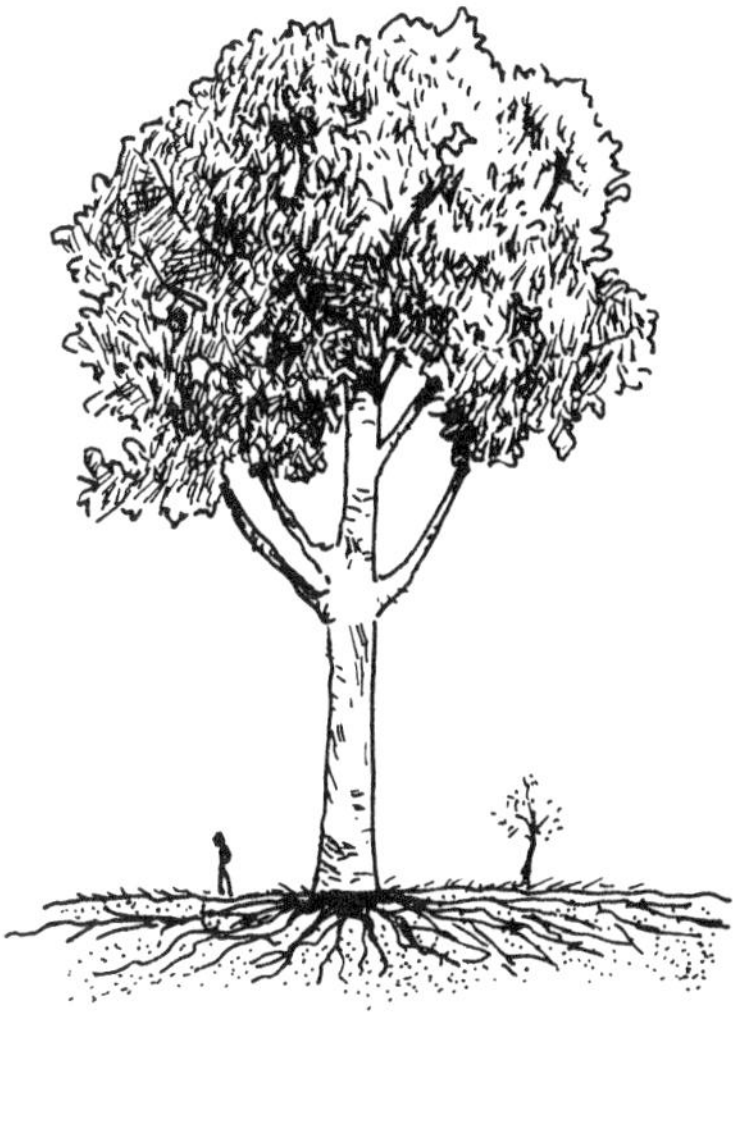

子どもの短命化を防ぐには

四十一歳寿命説

これまでの章では、健康に関するさまざまな常識の誤りを指摘させていただきました。こうした現状をこのまま放置していては、これからの子どもたちの短命化は避けられないのではないでしょうか。

一九七五年（昭和五十年）、西丸震哉さんは、さまざまなデータに基づいて、当時の各年齢層の人々の半数が死亡する年齢を推測しています。そのときに、五〜十四歳の子どもの半数は、三十九〜四十三歳で亡くなるであろう。しかも、残された半数の人も今（一九七五年当時）のお年寄りよりもずっと呆けた姿になるであろう、と指摘しています。このときは、ほとんど話題になることはありませんでした。私ども小児科医にしても、「まさかそんなことが……」というのが実感だったのです。

ところが、一九九一年（平成三年）、西丸さんは、まったく同じことを『四十一歳寿命説』として出版されました。これは大きな話題を呼び、ベストセラーにまでなりました。つまり、一六年前の西丸さんの指摘が、急速に現実化しつつあるのです。

今や、世界一の長寿国になった日本で、まさかと、かつての私どもと同じ思いを抱かれる方が多いことでしょう。しかし、ここで真剣に考えていただきたいのです。

男女ともに平均寿命が八十歳前後になっている今の日本で、みなさん方がすべて平均寿命の八十歳まで生きられるというわけでは決してありません。現在言われている平均寿命とは、今年生まれた赤ちゃんが、八十歳まで生きられる可能性があるということなのです。そしてそれには重要な前提条件があります。今年生まれた赤ちゃんが、現在八十歳のお年寄りが過ごしてきたような環境の中で成長したうえで、二十歳の成人式を迎えることができれば、その人は八十歳まで生きられるだろうということです。ヒトに限らず、生物の寿命は大人になるまでの生活環境が大きな影響力を持っているからです。

たった四十～五十年前までは、日本の各地に長寿村が存在していました。それも山間僻地の生活が厳しいところに多かったのです。そうしたところでぎりぎりの生活をしていたおかげで、滅多なことでは死なないほどの屈強な生き残り方をしてきたのです。

長寿の条件

西丸さんは長寿村の存立条件として、次の七項目を挙げています。

一、水・空気の質がよい
二、気候がやや厳しい
三、労働がややきつい
四、ストレスが少ない
五、大食ができない（摂取カロリーが少ない）
六、美食ができない（摂取タンパク質が少ない）
七、野菜の摂取量が多い（いも類、海草類を含む）

いかがでしょう。この七項目すべてにわたって、逆に短命化の道を辿るような生活をしているのではないでしょうか。現状のままでは、子どもたちがこれから八十歳まで生きられると考えるのは、幻想にすぎないことがおわかりいただけたでしょうか。

一九六〇年代以降、水や空気は汚れるに任せられています。水の汚染の元凶はかつて工場の廃棄物でした。いまや、家庭雑排水がその主役を演じています。その双壁が合成洗剤と油類です。大気汚染にしても、自動車や冷暖房による排気ガス、家庭内農薬（殺虫剤）など、家庭生活の産物が大きな関わりを持つようになりました。

四季の変化も、空調（エアコン）によって皮膚に感じとりにくくなっています。空調に頼れば、吸い込む空気が外気とかけ離れたものになり、皮膚や粘膜の働きが限りなく減弱化し、自然治癒力や免疫力が低下の一途を辿ります。

大人の労働に対応するのが、子どもでは外遊びになります。小さいときから「群れをなしての外遊び」の習慣が失われた結果として、子どもの体質の脆弱化を生み出していきます。いまや、塾通いをしていない子どもの方が珍しいほどの異常な時代になってしまいました。偏差値偏重の誤った画一的な教育が、子どもの発育の芽を摘み、ストレスを生み出す基になっています。

そうした心の歪みが、身体面の健康をもむしばみます。心身一如の観点からも、子どもにマイナスのストレスを与えてはいただきたくないのです。

ヒトも含めて、すべての動物は、空腹なときに必要最低限の食料をとるというのが食の原点です。現在のわが国のような飽食（呆食）という状態は、自然界にはありえません。古来、腹八（七）分目ということが言われています。うっすらと飢えた状態が、健康を保持するうえで何よりも好ましいことを改めてよく理解しておくべきでしょう。

とくに動物性タンパク質、脂質のとりすぎは、成人病やアレルギー性疾患を生み出すもとになります。戦国時代の武将は、胡豆昆《ごずこん》をとることを心がけて、戦にのぞんだといいます。ごま・大豆・昆布です。こうした先人の食の知恵を学びとるようにいたしましょう。

ヒトがアフリカの森の中に発生した当初には、植物性のものしか口にはしていませんでした。そうした意味からも、地場の、旬の、低（無）農薬の野菜を十分に食べることは、健康を保持するうえできわめて大切です。薬を楽しむうえで、上にあるクサ（草冠）が一番重要な食べものなのです。

少子化を防ぐには

出産能力の低下

平成六年度の厚生省の人口動態調査によると、わが国の合計特殊出生率（一人の女性が一生涯に平均何人の子どもを産むかを示す統計数値）は一・五〇となっています。この数値が二・〇を下回ると人口は将来減っていく傾向にあると言われますが、こうした少子化の原因としては、まず、女性の初婚年齢二十五・九歳にみられるように、二十五〜二十九歳の女性の未婚率の上昇ということが挙げられるでしょう。さらには、子育てへの不安が強まったり、負担増による拒否感から既婚女性が出産を望まなくなってきたことも大きな原因として挙げられます。

これをさらに細かく見ると、出生率低下の主な原因として、

①子育ての費用の負担が大きい

②育児をするための施設、制度が十分でない
③結婚しない人が増えた
④生活環境が悪くなった
⑤結婚するのが遅くなった
⑥家が狭い
⑦多様な楽しみができた
⑧子どもの将来が不安
⑨子どもをつくる必要性を感じなくなった
⑩子育ては肉体的負担が大きい

などが挙げられます。

それぞれに納得のいくものばかりですが、もっとも大きな原因は、現代栄養学に誘導された誤った食生活によって、女性は子どもが産めなくなった、男性は子どもを産ませられなくなったというのが厳粛な事実でしょう。

そもそも、出産に限らず、ヒトの「生老病死」のすべてのことがらに深くかかわるのが、それぞれの民族の体質というものです。その民族に適合した体質が維持されていれ

ば、正常な出産形態が保たれていくのです。

食べすぎが少子化の原因

一九五〇年代以降、わが国はアメリカ政府と産業界の圧力に屈して、わが国の伝統にもとる食生活をとり入れてしまいました。さらに、多くの栄養学者も、経済優先の誤った現代栄養学を鵜のみにして学校にも家庭にもそれを基準とした欧米型（というよりアメリカ型）の食生活をすすめつづけてきました。その結果、日本人の体格は有史以来例をみないほどに大型化しました。その反面、体質は急激な大型化に順応できず、小児成人病やアレルギー性疾患などという不自然な疾患が生み出され、出産能力もまた、低下の一途を辿っているのです。

この一連の事態は、植物を育てるときの肥料の与え方を考えてみればすぐに理解できます。過剰な施肥はかえって農作物を弱くしてしまいます。とくに窒素肥料を多く与えれば、生長が早まり、枝葉はよく繁りますが、花が咲きにくくなり、実も実らなくなってしまいます。ある森林学者は「樹木の生育環境がよすぎると、それぞれ一代繁茂はしても、子孫を残すための種子を十分につけなくなる」と言っています。

動物でも同じことです。マウスを五つの群に分け、それぞれの群に同じように生きていくために必要な食べものを与えておきます。そして、各グループごとに少しずつ与える食べものの量を変えながら増やしていくと、食べものの多いグループほど出産率が低下してしまうのです。

日本でも「貧乏人の子だくさん」と言われていました。あまりいい意味に使われる言葉ではありませんが、経済的に恵まれない人々は、生きていくうえで必要な食べものしか口にすることはできませんから、多くの子宝に恵まれるのです。ですから必要以上に食べないことがいいわけですが、さらに日本の風土や食生活に馴染まない食べものをとればとるほど体質が損なわれるために、子どもが産めなくなってしまうのです。つまり、昭和三十年代以降、行政や大企業の主導ですすめられている現代栄養学による指導は、老人の寿命を延ばすことには役立っても、子どもを生み、育てるには不向きであることがはっきりしています。

学校給食の改善を

まずは牛乳から

私がこれまでくり返し言ってきたことのポイントは、「ご飯を食べてください」「牛乳はやめてください」「薬（野菜・海草・豆）を食べてください」という三点です。二十年間の私の診療体験では、この中でもとくに牛乳をやめることによって、大きい効果が出ています。ただ牛乳を飲むのをやめるだけで、明らかに診察に来る回数が少なくなります。牛乳をやめることによって患者さんが減るということは、はっきりしているのです

ここで、どうしても問題にせざるを得ないのが、学校給食です。そのもとは、やはり一九五〇年代にあり、非常に根が深いのですが、これは、みなさん方一人ひとりが実際にご自分の頭で考えて、何が本物なのかということをしっかり見極めていただいて、学校給食を少しでもよくする方に仕向けていかなければならないと思います。しかし、一人ひとり

の努力だけでは限界があるのも確かです。やはり地域全体で力を入れていい方向へ進むように心がけていただかないと、子どもたちの未来はないと言わざるを得ません。

今日の学校給食では、まず素材に関する配慮がまったくなされておりません。また、食べものが口に入ったあと、それがいかに血となり肉となるかということに関する配慮もほとんどなされていません。給食の時間帯が短いですから、固くて大きなものは出せないという問題もあります。そういういくつかの問題があって、なおかつカロリー設定が高い方に置かれたために、子どもの体格を大型化する方に学校給食は加担していると言えます。

その解決策の一つとして、学校給食の中でまず牛乳をやめていただくということが考えられます。私の診療所にも給食の牛乳をやめたいということで相談にみえるお母さんが大勢いらっしゃいます。学校給食というのは、学校給食法で父母の同意がなければ給食は出せないことになっていますから、それはそれで問題ありません。「子どもに牛乳を飲ませたくない」という意志表示をするだけで十分なのです。ですから、相談にみえた方には、「そのまま学校に伝えなさい」とアドバイスしています。ほとんどそのまま通るはずです。

昭和五十九年（一九八四年）に、ある弁護士さんが、上の子どもに学校給食を食べさせたら体調が崩れたということで、下の子にはお弁当を持たせたら、学校から拒否されたということがあります。それはおかしいのではないかという文書を、文部省の体育局給食課に出したのに対して、文部省の給食課の見解として、残念ながら口頭なのですが、「これまで文部省としては給食を拒否し、弁当持参を希望する保護者に対し、診断書を提出するようにという指導はまったくしたことがない。今後なるべくこのようなことが起こらぬよう指導していきたい」という回答がありました。私はそれをコピーしてお母さんに渡し、もし何か言われたら見せるようにと言っています。それでもトラブルになった場合には、両親から学校に直接言わないで、学校から私の方に電話するように言ってもらっています。それで実際に言ってきたケースもありますが、ほとんどは問題なく解決しています。

ただし、保育所の場合は、管轄が厚生省ですから、同じようにはいきません。保育所によっては指示書や診断書を出してほしいということがあります。その場合は、拒否できないので指示書を書いています。しかし、アトピーなどという病名は書かないで、「○○くんの健康保持のために、牛乳及び乳製品の摂取を禁じます」とはっきり書くのです。アレルギーだけが問題なのではなく、根本的な部分で牛乳がよくないということを知らせたいからです。

お手本に学ぶ

こうした問題を多く抱えた学校給食ではありますが、なかには子どもの健康面を第一に考えて、よい給食を提供している学校もないわけではありません。

私の住んでいる武蔵野市には、公立の小学校が十三校あります。そのひとつに境南小学校があります。ここへ昭和四十七年（一九七二年）に赴任した海老原洋子さんというすばらしい栄養士がいらっしゃいます。海老原さんは、さまざまな困難に打ち勝ち、着任以来二十三年間にわたって、給食素材の選択にあたり、産直三原則（産地がはっきりしている、生産者がはっきりしている、生産者と消費者の間に交流がある）を守りつづけています。そして、調理の際には、そうしたよい食材をもとにして、機械器具を一切使わずに、大変な手間をかけて、調理士さんともどもすべて手作りをしているのです。境南小学校の給食のよさを知っているお母さんの中には、決していいことではないのですが、子どもに境南小学校の給食を食べさせたいばかりに、寄留して越境入学をさせている方もあるほどです。

興味深いのは、例年の蟯虫《ぎょうちゅう》検査の結果です。他の十二校の蟯虫検出率が二～三パーセントであるのに対して、境南小学校だけは八〜九パーセントと群を抜いて高いのです（かつては一〇パーセントを越していました）。これは低農薬野菜などよい食材を提供している証左と言えるでしょう。寄生虫の方も、住むに安全な場所を弁えているのです。ちなみに寄生虫が検出される子どもたちには、アレルギー性疾患がきわめて少ないことも、同時に知っておいてよいと思います。

あとがき……子どもの未来のために

すでにお話ししてきたように、子どもの教育は、食育（食事の教育）↓体育↓徳育↓知育と、段階的に進められなければなりません。幼少時から知育を偏重して育ててしまうと、過剰なストレスが積み重ねられるばかりでなく、成長してから、社会的適応に欠けた偏った人間になってしまいます。

長寿の条件の五~七に関しては、今までにもいろいろ指摘してきたところです。一九六〇年代以降の飽食の怖さに、何としても歯止めをかけなければなりません。まず第一に、飽食のもとになる肉・卵・牛乳などの摂取をできるだけ控えて、穀類（とくに米）とともに低農薬の旬の野菜を十分にとることが、短命化を防ぐ大きな要因になります。

早いもので、地湧社から『自然流育児のすすめ』を出版していただいてから十年目を迎えました。その間、年とともに、自然という言葉の持つ重みをひしひしと感じ止めています。

一般には、自然というと、人工的な要因を色濃く備えている人間や、その人間によって作り出されたものに対峙するものとして、動物・植物・鉱物・山・川・森・海など、人間以外の森羅万象について言っているように思います。けれども、自然にはもっと深い意味あいが込められているのではないでしょうか。

自然とは、人間も含めて、森羅万象の一つひとつが、すべて老子の言う「自ずから然り」という状態になっていることを言うのではないでしょうか。

「自ずから然り」とは、それぞれが、それ自身あるがままの姿で存在すること、そして、さらに老子の言葉を借りれば、「無為自然」という万物のあるがままの姿にしたがって、それに作為を加えないこと、それが生物としての本来の姿であり、本来の生き方であると考えます。

したがって、人間が、自身で本来の姿を崩していながら、一方で自然保護を唱えるなどは、矛盾撞着もはなはだしいと言えるでしょう。そうは言っても、これだけ文明が発達し、経済性や簡便さが追求される現代にあって、全くの自然の姿を保つことは不可能です。

そうした誤った現状の中にあっても、少しずつでも自然な状態を保持しようと努力する情熱を失ってはならないと思います。これは生活万般について言えることであり、当然、食についても自然の形を求めなければなりません。それがまた、今すべての教育の中でもっとも希求されている食育なのです。

ひるがえって、こうした自然さが失われてきた背景を考えるとき、経済性優先の行政や大企業の姿勢が問われるのは当然です。しかし、一方において、便利さ、簡便さを招く文明生活の波にのみこまれ、欲望にとらわれる消費者側の誤まりもまた正されねばならないのではないでしょうか。

ものの考え方の面で、私がもっとも共感を覚える民族はインディアンです。たとえば、チェロキーインディアンの言葉には、〝私のもの〟という表現はほとんどみられないのです。「私の家」「私の土地」「私の食糧」と言う代りに、「私たちみんなの家」「私たちみんなの土地」「私たちみんなの食糧」と言うことが習慣づけられています。

どうしても「私の土地」だと言いたいのなら、そこに住むすべての生きものに、もちろん虫や微生物やそこを流れる川にさえも、ちゃんと了解をうるべきであるというのが彼らの基本的な考え方なのです。

こうして欲望から脱却したときに、はじめてほんとうの幸福が訪れると思います。それを端的に表したのが、ジット経営研究所長の平野裕之さんが説く「幸福の方程式」です。方程式といっても、きわめて単純明快です。平野さんは左の表の方程式に則して、幸福のパターンと不幸のパターンに分けています。一度しかない人生。少しでも幸福な一生を送りたいものです。

幸福の方程式

$$幸福=\frac{満足}{欲望}$$

幸福のパターン

$$①↗幸福=\frac{満足→}{欲望↘}$$

$$②↗幸福=\frac{満足↗}{欲望→}$$

$$③↗幸福=\frac{満足↗}{欲望↘}$$

不幸のパターン

$$①↘幸福=\frac{満足→}{欲望↗}$$

$$②↘幸福=\frac{満足↘}{欲望→}$$

$$③↘幸福=\frac{満足↘}{欲望↗}$$

たしかに、経済性優先の現状を打破し、豊かな人間性に立脚した食育を施すことはきわめて困難かもしれません。しかしながら、それを求めてできる限りのことをすることが、わずか五十年間ほどの短期間に、限りなく自然を破壊してしまった私どもの責務であり、それがまた、子どもたちの未来を少しでも明るくする灯になるものと確信しております。

永久に欲望から解放されているもののみが「妙」（あるがままの姿）をみることができ、決して欲望から解放されないものは「徼《きょう》」（現れた現実）だけしかみることはできない。

（老子）

[参考文献]

『赤ちゃんができない原因は〝いい栄養〟にあった』泉谷希光著　ごま書房（一九九一）
『薬のひろば No.73』高橋晄正著　薬を監視する国民運動の会（一九八四）
「なにが問題　子どもの体温」芽ばえ社編　『食べもの文化』一九九二年六月号　芽ばえ社
『日月神示――神一厘のシナリオ』中矢伸一著　徳間書店（一九九二）
「ヒトの食の原点」真弓定夫　『湧』一九九三年三月号　地湧社
『土といのち』中嶋常允著　地湧社（一九八七）
『間違いだらけの有機農法』中嶋常允著　文理書院（一九八六）
「飲む繊維にご用心」真弓定夫　『食べもの文化』一九九〇年六月号　芽ばえ社
『日本の食糧が消える』NNN特別取材班　MG出版（一九八七）
『牛乳は完全栄養食品ではない』岩佐京子著　ルナ子ども相談所（一九八八）
『カルシウムは体にわるい』近藤賢著　光文社（一九九五）
「かむ力が低下すると視力も低下する」島田彰夫『食べもの通信』一九九四年十一月号

食べもの通信社
『メジカルトリビューン』一九九五年三月十六日号　日本アクセル・シュプリンガー出版株式会社
「白内障と牛乳」真弓定夫『あやもよう』一九九五年八月号　子どもと生活文化協会
『怖い食品　動物工場』横山孝雄著　ナショナル出版（一九九一）
『有害輸入食品がいっぱい』郡司和夫著　エール出版社（一九八八）
「正しい食事の基本は〝まごはやさしい〟です」吉村裕之『アネモネ』一九九五年二月号　ファーブル館
『体に「ごはん」が一番』幕内秀夫著　風濤社（一九九三）
『子どもをダメにする食品ワースト26』郡司篤孝著　すばる書房（一九七八）
『体のつき合い方』大木昭八郎著　日本エディタースクール出版部（一九八三）
『カルシウム欠乏症』田村豊幸著　芽ばえ社（一九八一）
『黙しているのはもう限界だ』福岡克也著　青春出版社（一九八九）
『食品中のアルコール分』多摩東商品テスト研究グループ　多摩東商品テストOB会（一九九〇）
『食の歪みを正す』西岡一著　芽ばえ社（一九八七）

『波動の食品学』江本勝・菅原明子著　高輪出版社（一九九五）
『人類は台所から滅びる』吉岡輝勇著　サンケイ出版（一九八二）
『四十一歳壽命説』西丸震哉著　情報センター（一九九〇）
『奄美「自然の権利」訴訟訴状を読む』籠橋隆明　『人間家族』特別号　人間家族（一九九五）
『プレアデスの智恵』薗田綾　総合法令（一九九六）
『幸福の方程式』平野裕之　廣済堂出版（一九九五）

新装改訂版に寄せて

麦っ子畑保育園 園長　大島貴美子

真弓定夫先生に初めてお会いしたのは、一九八七年のことです。

麦っ子畑保育園の創立十周年の年で、記念イベントの一つとして講演会を開きたいと考えていた時に、たまたま真弓先生が神奈川新聞に書かれたコラムを目にしました。「子どもは群れて育つもの」というタイトルでした。それは、まさに私が日頃から思っていたことで、麦っ子畑保育園が大事にしてきたことです。小児科のお医者さんがそういうふうにスパッとおっしゃっているのに感激して、講演会をお願いしようと真弓小児科医院に電話をしました。てっきり受付の方が出られると思ったら、「真弓です」とご本人が出られたのでびっくりしたことを覚えています。先生は即座に引き受けてくださって、それがご縁の始まりです。

講演会で先生は開口一番、「皆さんの中で牛乳を飲んでいる人はどのくらいいますか？」と言われて、私も含めてみんな「はーい」と元気に手を挙げました。何しろ保育園の食事のイロハは牛乳です。必ず一日一回飲んでいました。

すると先生は「あれは誰のお乳ですか？……牛さんのお乳です。他の哺乳類のお乳を人間が横から奪ってはいけません」と言われたのです。これには衝撃を受けました。

「でも、牛乳をやめて、どうやっておやつなどのメニューを考えたらいいのでしょうか？」と聞くと、先生は「日本人は、昔は誰も牛乳は飲んでいませんでしたよね。アメリカが日本を占領していた時に食生活にパンと牛乳を導入して、日本人の体質はすっかり弱くなりました」と言われました。続くお話もびっくりすることばかりでしたが、哺乳動物としてのヒトが何をどう食べるべきか、私も職員もみな深く納得したのです。それまでも給食の食材は有機栽培や無農薬のもの、添加物を使っていないものを選ぶなど気配りはしてきたのですが、完全に頭と心を切り替えました。

まず牛乳をやめることから始め、乳製品や卵や肉もやめていき、野菜中心で小魚や海藻を多く取り入れた、昔ながらの和食の献立に変えていきました。お砂糖は一切使わなくなりました。

子どもたちの反応はといえば、最初のうちは出てきたお皿を見ると、みんな悲しそうな顔になりました。卵の黄色など明るい色のものがあまりないので、見た目でまずがっかりするのです。でも毎日食べているうちに、だんだん野菜本来の味やだしの味、素材そのものの香りなどがわかってきたのでしょう。じきに、ごはんを三杯四杯とおかわりするようになっていきました。ひじきでも切り干し大根でも生野菜でも、小さな子どもも本当によく食べます。

給食が変わってから、私たち職員にとって目に見えて保育が楽になったという実感があります。お砂糖を摂りすぎると、カルシウムが糖分にくっついて排泄されてしまうといわれていますが、カルシウム不足になるとイライラしやすくなります。金切り声を上げてぶつかってきたりする子に、昨日家で何を食べたのかを聞いてみると、たいていお菓子やケーキなど甘いものを食べているのです。

家庭での食事にまではなかなか関われないのですが、お母さん方から、家で子どもに「麦っ子のごはんと味がちょっとちがう」と言われたからと、だしの取り方を教えてほしいとか、台所で実習させてほしいと言われることがよくあります。いつでもどうぞとお教えして、試食会をして作り方を書いて渡したりもします。できるだけ家でも実践してもらえるように、麦っ子畑保育園も努力を惜しみません。「おいしい安全な野菜ってなあに?」などのお知らせもよく出しています。

真弓先生はいつも「小さい時にしっかりしたものを食べていると、途中で食生活に変化があっても、必ずここに帰りますよ」とおっしゃっていました。卒園して大学生になった子から、友だちと外でごはんなど食べても、家に帰ってから自分でお味噌汁を作って食べるという話を聞いたりすると、この子たちの中で真弓先生の教えがしっかり根づいているなあと思います。

真弓先生には三十年にわたって園医を務めていただきましたが、その最初の頃から先生は「親より先に子が死ぬ時代に入る」とおっしゃっていました。実際、これから世の中に出ていく子どもたちの行く手にはさらに大変なことがたくさん待っています。原発事故による放射能汚染の問題、コロナをめぐる問題など、心配なことをあげればきりがありません。だからこそ、何があっても乗り越えられる身体をつくっていくことが本当に大事なのです。

その土台づくりのための大切な教えが、『自然流食育のすすめ』にはとてもわかりやすくまとめられています。新装改訂版として出版されることで、これからもより多くの方に読んでいただけることになり、心から嬉しく思っています。

真弓先生は子どもの食については本当に厳しいことをおっしゃいますが、先生の教えの根底にあったのは「命を尊ぶ」ということだろうと思っています。先生のお考え、生き方全体からもそのことを感じています。「食べものはすべて生きている命で、野菜でも、どんなちいさな生き物でも、そこに存在していて命がある」「命に上下はない、人間のほうがえらいなんていうことはまったくない」と、いつもおっしゃっていました。

麦っ子畑保育園では、木々があって草花があって、亀やうさぎ、山羊、烏骨鶏、時には犬もいて、子どももおとなもみんなが対等で、みんながお互いを大事にし合って生きています。どんな子も、ここを必要とするかぎり無条件で引き受けてきました。みんながひとつの場所で群れて育つ、その見えないつながりの中に、いつも真弓先生の教えが生きていることを感じています。

真弓定夫

1931年3月6日、東京都生まれ。東京医科歯科大学卒業後、佐々病院小児科医長を務めたあと1974年武蔵野市吉祥寺に真弓小児科医院を開設し、40年以上にわたって診療を続ける。“薬を出さない・注射をしない”自然流の子育てを提唱。2003年に社会文化功労賞受賞。2021年11月18日没。
著書に『自然流育児のすすめ—小児科医からのアドバイス1』『自然流生活のすすめ—小児科医からのアドバイス2』(地湧社) など多数。

自然流食育のすすめ 小児科医からのアドバイス3〈新装改訂版〉

1996年6月20日　初版発行
2024年7月31日　新装改訂版初版発行

著　者　　真弓定夫©

発行人　　植松明子

発行所　　株式会社　地《ち》湧《ゆう》社
東京都台東区谷中7-5-16-11 (〒110-0001)
電　話 03-5842-1262　ファクス 03-5842-1263

装幀　　大野リサ
装画　　野田あい
印刷所　　株式会社ディグ

2024 Printed in Japan
ISBN 978-4-88503-252-3 C0047

自然流育児のすすめ〈新装改訂版〉
小児科医からのアドバイス1

真弓定夫著

食生活や環境から自然が失われつつある現代の暮らしの中で、子どもの体に自然を取り戻し、身心共に健康に育てるには親はどうすればよいのか。小児科医として豊かな経験をもつ著者が平易に語る。

四六判並製

自然流生活のすすめ〈新装改訂版〉
小児科医からのアドバイス2

真弓定夫著

子どもが育つ自然環境の四つの要素＝水・大気・土・火について、健康への役立て方をアドバイス。さらに一人ひとりの体に影響を及ぼす環境汚染の現状をやさしく解説し、生活の見直しを提案する。

四六判並製

野菜の蒸し煮・重ね煮で作る毎日のおかず
三方よしのシンプル調理

山崎雅子著

野菜の旨みを引き出す蒸し煮・重ね煮の基本とコツ、アレンジレシピを紹介する。「おかずの素」として和え物や汁物、煮物や炒め物に大活躍する「野菜によし、人によし、環境によし」の調理法。

A５判並製

わらのごはん

船越康弘・船越かおり著

自然食料理で人気の民宿「わら」の玄米穀菜食を中心とした「重ね煮」レシピ集。オールカラーの美しい写真とわかりやすい作り方に心温まるメッセージを添えて、真に豊かな食のあり方を提案する。

B５判並製

シュタイナー幼稚園の遊びと手仕事
生きる力を育む7歳までの教育

フライヤ・ヤフケ著　高橋弘子監訳　井手芳弘訳

シュタイナー幼稚園での30年にわたる保育経験から生まれた本書は、知識だけでなく感覚を育てることの重要性を訴え、子どもの健やかな発達に不可欠な要素を豊かな実例とともに解説する。

A５変型上製